親が知らないから、子供がアトピーになる

康願健一 著

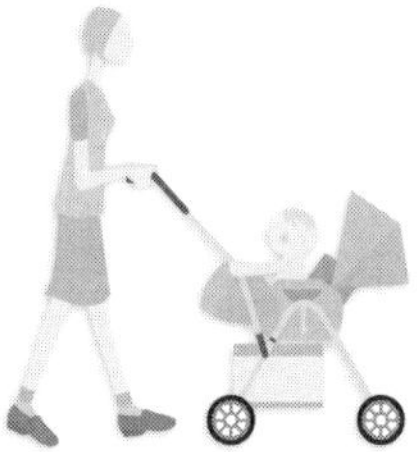

セルバ出版

はじめに

全部で序章を含めて7章の構成になっています。序章では、アトピーのきっかけをつくった人物と日本での事情。1章は、腸内のことを中心とした原因。2章では、いつまでも治らない、また大人になってからの原因。3章、4章では、避けるべきものについて述べています。5章は、治療方法の核心を公開しています。6章は、実際に治った人の証言などを入れています。

もし、あなたがアトピーで、直ぐに治したいと思うのなら、そして面倒なことをやりたくないのであれば、前のすべての章を飛ばして5章から読んでください。

それまでの章を読んで、「やってはいけないこと」の多さにやる気が出なくなるかもしれません。ですから、5章だけでも読んで、普通の人がいう「よくなった」状態になってください。

しかし、もしあなたが未婚の女性で、将来結婚して子供が欲しいと考えているのなら、本書を最初からじっくり読んでください。あなたの食べた物がそのまま子供の身体に影響を与えるからです。アトピーの子供にしないための決まりを本書から学んでください。健康な子供に育ってほしいと、すべての親は願っています。本書は、それを叶えるための必読書です。

また、すでにアトピーになってしまった人にも、対処療法ではなく、根本治療の方法を、簡単に説明しています。

今まで知られていなかった具体的なパターンを紹介し、アトピーにならないための基本原則を、本書が詳しく説明しています。役に立たない栄養学の教科書と違い、今まで誰も書いたことのない、実践に役に立つ、栄養と皮膚についての知識を身につけてください。

世の中から、多くのアトピー患者が消えることを願っています。決して諦めないでください。あなたには道があります。ただ、本書に書いてあるとおりに実行していただくだけで、幸福への扉が開かれるのです。

２０１５年６月

康願　健一

親が知らないから、子供がアトピーになる　目次

第6章　人生を諦める必要なし《根本治療》

序章

なぜ、アトピーという病気が発生したのか《発症の原因》

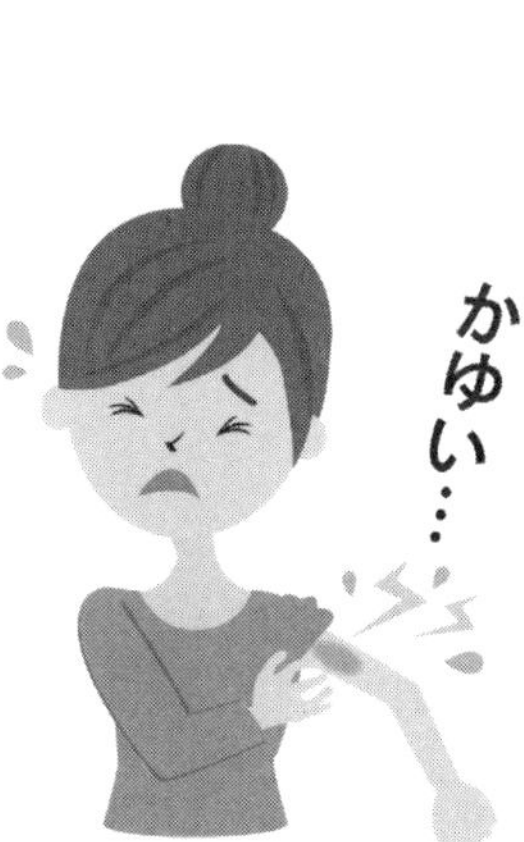

1　パリ・オリンピックのボート競技の金メダリストが起こした失態

ベンジャミン・スポックの金メダル

ベンジャミン・スポックという人物が、１９０３年5月2日に、コネチカット州ニューヘブンという町に6人兄弟の長男として生まれました。先祖はオランダ系の移民で、アメリカ東部のニューイングランド地方にありがちな厳格な家庭で育ち、小さな頃から親を手伝い、長男として幼い兄弟を様々な方法で助けてきました。

彼は、父が歩んだ道と同じ道を歩み、フィリップス・アカデミーという私立の学校へ行き、そこを卒業後、同じく名門のエール大学に１９２１年から１９２５年まで通いました。最初の2年は、文学と歴史を学んでいましたが、途中で専門を医学に変更しました。

このとき、彼は、ボート部に属していて、１９２４年のフランスのパリ・オリンピックのアメリカ代表選手として出場し、そこで金メダルを取り一躍有名になったのです。

今でもそうですが、オリンピックで金メダルを取るということは、人生が変わってしまう出来事です。何もしなくても周りから人が寄ってきて、ご飯を食べていくには困らない人生が保障されています。

もし、この人物が、金メダルを取れなかったら、医者としてやっていてもそれほど有名にもならなかったろうし、いかに素晴らしい本を書いても、みんながそれほどまでにも注目してくれなかったはずです。

権威の恐ろしさ

権威とは恐ろしいものだと思います。世の人々は、これを崇拝し、神のごとく尊敬し、大いなる賛美を与えます。しかし、相応しくない人に間違った権威を与えたり、権威を振り回したりするような人にそれが渡ったり、人格に問題のある人がその権威を手に入れると、世の多くの人々が路頭に迷い、ひどい生活を強いられることになります。

その良い例を紹介しましょう。大航海時代に長い航海で船乗りが壊血病に罹り、次々に死んでいきました。それは、長期の旅のために船の上で野菜が食べられなくなり、ビタミンCが不足したためでした。宝物を積んだままの幽霊船が海の上に漂い浮かんでいたのも、この壊血病のためでした。オーストラリアを発見したキャプテン・クックが、航海時にドイツのザーワクラウトというキャベツの酢漬けを持って行ったので、船員は運よく壊血病にならずにすみました。他にも対策品を持って行きましたが、実際は全く役に立ちませんでした。

ところが、彼は、この経験からビタミンCを補うにはレモンだと、当時すでに判っていたにもかかわらず、レモンの値段が高いので麦汁を持っていくことをイギリス政府にすすめました。

麦汁は、加熱されているので、ビタミンCがほとんど分解されていて、壊血病には全く効果を発揮しませんでした。このために、この後の航海では、イギリスの何十万人もの船員が途中で壊血病になり、亡くなってしまいました。

権力のある人が、一つ間違った判断や決断をすると、どれだけ多くの人々が苦しむのかがわかる顕著な例です。

小児科医に転向したスポック博士

それでは、スポック博士の話に戻りましょう。ベンジャミン・スポックは、エール大学を卒業後、コロンビア大学の大学院の医学部へ籍を移し、内科医、外科医の医学生として学び、そこを1929年に首席で卒業しました。

最初、彼は、内科医としてやっていましたが、小児科医に転向しました。1933年から1944年まで、コーネル大学の附属病院で勤務しながら大学で小児科の学科を教え、さらに同じくニューヨーク市の保健局の顧問としても働きました。

小児科医としてやっていくには、もっと子供のことを知り、母親と子供の関係を医学的論文の形に残したいと考えて、精神科の勉強も同じくやりました。また、まだ誰も書いたことのない、母子の関係を医学的立場から精神面にフォーカスした内容の調査研究をやり始めました。

ベンジャミン・スポックは、1927年にジェーン・チェニーと結婚しました。後に、彼女は、「スポック博士の育児書」として出版される本のデーターを集めたり、調査をしたりと、執筆に大いに貢献しました。彼女は、１９７６年に離婚するまでは、スッポク博士を大いに助けました。（彼女はもともと市民活動家として働き、民主党の政治活動家でもあり、離婚後は、離婚した女性を助ける活動も行いました）。

スポック博士の育児書を出版

１９４３年、「赤ちゃんと子供の世話」について書き始めましたが、戦争が始まり、１９４４年から戦争が終わった翌年の１９４６年まで海軍の勤務医として勤めなくてはいけませんでした。その間も、本の執筆は続けていました。

そして、第2次世界大戦の終わった翌年にあたる１９４６年に、「スポック博士の育児書」が出版されたのです。

この本は、金メダルを取った有名人が書いたものということで一気に売れ、これまで誰も書いたことのない内容でした。あまりの素晴らしさに世界中で絶賛され、49か国語に訳され、５０００万部も売れたのです。

今は、1万部売れるとベストセラーなどと噂されているのに対して、この本は聖書の次に売れたといわれています。

この後、スポック博士は、母と子供のことについて3冊の本を出版しています。彼の理論は、当時の主流の考えからかなりかけ離れた斬新なものだったため、世の注目を一身に集めました。ところが、この本には、間違った理論がたくさん載っていて、それが多くの人々を惑わす原因になるとは誰も当時は予想していませんでした。

そして、この本が、他の言語に訳されていなければ、英語圏だけにとどまり、日本では皮膚病で苦しむ子供もなく、彼の理論が世界中にこれほど多くの人を苦しめる病気を生み出してはいなかったといえます。

2　1970年、日本でアトピー元年をつくり出す

母子手帳として日本全国の新米のお母さんの指導書となる

スポック博士の本があまりにも売れたので、1966年に日本にも導入され、暮らしの手帳社から「スッポク博士の育児書」という本で出版されました。

日本でも多くの女性に受け入れられ、この本を買った母親が、スッポク博士の理論を実行しました。また、日本の有名大学の教授に推薦されて、日本の厚生省でもこれを母子手帳に載せることを決めました。そして、これが、1970年に、母子手帳として日本全国の新米のお母さんの指導書となったのです。

母子手帳に載っていた内容

彼の本の内容は、自分が厳しく育てられた環境から、子供に対する態度も相当厳しいものになっていました。

母子手帳に載っていた内容は、次のようなものでした。

「泣いても、すぐに抱いてはいけない」

「できるだけ一人で寝かすように、添い寝はしてはいけない」

この育児法は、赤ちゃんが泣いてもあやさないとか、添い寝をしないとか、徹底した母子分離と自立を促す考えでした。

現在判っていることは、このように乳児のときに厳しく育てると、脳内でつくられるオキシトシンという神経伝達物質が十分につくられなかったり、分泌されなかったりします。そうすると、成長して大人になるまでの精神状態に狂いが生じてきます。

子供の人格は、3歳までに決まるといわれています。子供を育てるときに、特に1歳以下の子供に愛情を注がなければ、将来において犯罪に走る可能性が高いというデーターもあります。また、精神状態が不安定になってくる可能性が非常に高くなります。しかし、この考えは、2012年以降になってから、やっと一般的に認知されるようになりました。

現に、スポック博士には子供が2人いましたが、1人の息子が小さいときにあまりに厳しい育てられ方をしたので、精神を患ってしまいました。後にその息子は、「間違った育児法によって育てられたので精神を患った」として父親を裁判で訴えています。また、スポック博士の大学生の孫息子が、屋根から飛び降り自殺を起こしています。

そして、スポック博士自身も、「あの育児法は間違っていた」と認めて、後に改訂版を出版しました。

「赤ちゃんをうつ伏せに寝かせましょう」

これが母子手帳に載っていました（現在は改訂されています）。

これは、スポック博士が「あおむけに寝かせないで、うつ伏せに寝かせるべきだ」と提唱したものです。

赤ちゃんは、本来あおむけに寝かせるもので、人類が始まってから代々そうして育ってきました。スポック博士は、「あおむけに寝かせると、飲んだミルクを戻したときにそれがノドに詰まって死ぬ可能性がある。だからうつ伏せに寝かせるべきだ」と提案しました。

ミルクの「吐き戻し」を防ぐには、直ぐに寝かせないで、10分ほど縦に抱っこしながら背中を下から上へ擦ってやり、「げっぷ」をさせてから寝せることを心がければ、この事故は防げるはずです。

しかし、スポック博士の考えは、どんな医者にも疑われずに、日本では1990年代まで普通に支持されてきました。

スポック博士の提案どおりに実行した母親たちに次々と不幸が訪れた

ところが、1960年代までに、ベンジャミン・スポック博士の提案どおりに実行した母親たちに次々と不幸が訪れました。アメリカ、ヨーロッパの国々、オーストラリアなどで、子供の突然死が5万人近く起こりました。それを不審に思い、医学界が調査に乗り出し、その調査の結果として、「うつぶせ寝が危険」と結論づけました。

うつぶせに寝かせると、6か月未満の子供は、肺が入っている肋間筋が十分に成長していないので、寝ているうちにお腹が押されて肺が収縮したままになります。そして、内臓の上にある横隔膜が下がらなくなり、肺が拡張できなくなるので呼吸が苦しくなります。

しかし、向きを変えるほどの首や腹筋、足の力がないので、そのまま呼吸ができなくなり、窒息して子供が亡くなる場合が出てくるのです。これが、欧米で子供の突然死が起きていた実態でした。それで、現在は、1歳未満の子供にうつ伏せ寝をさせないようにと指導されています。

アメリカ、ヨーロッパ、オーストラリアでの5万人近くの子供たちの突然死のもう1つの重大問題が1970年に浮かび上がってきました。そして、医学界は、スポック博士の理論を全面的に否定し始めました。

3　小腸の穴がアトピーになるかのカギ

「3か月からオートミール等の離乳食を与えましょう」

「1日に700～800㏄の牛乳を飲ませましょう」

これらが母子手帳に載っています（現在は、6か月に改訂）。

ハチミツ離乳食の問題

うつ伏せ寝以外にも、問題を起こすきっかけとなったことが次のものでした。

「できるだけ早く離乳食を与え、いつまでも子供に母乳を与えないように」

「また、ハチミツは離乳食として理想的であるから小さいうちから与えるように」

このハチミツが、まさか身体に悪いとは当時は、誰も思いませんでした。

ハチミツを離乳食として与えられた子供の多くが、アメリカやヨーロッパの国で亡くなっていました。そして、何らかの問題があると調査したところ、ハチミツに時々紛れ込むボツリヌス菌が原因であるとわかりました。

大人が食べても問題は起こりませんが、小さな子供の胃は、まだ胃酸が十分に分泌するほど発達していないので、たまたまハチミツに入っているこの菌を殺しきれないのです。そして、それが小腸から吸収され、血管内に入り込みます。ボツリヌス菌は、酸素がなくても生きていけるので、そこでどんどん増殖して死に至るのです。

大人の場合は、胃酸のＰＨが０近くになっているので、たとえハチミツにボツリヌス菌が入っていても、殺されてしまうので問題が起こっていません。

このハチミツの問題が起こったときに、医学会では3歳までの子供にはハチミツを食べさせないと決めました。しかし、後になって、このガイドラインは、1歳未満の子供に食べさせないようにと改訂されました。

このときわかったことが、生まれたばかりの子供の小腸の仕組みでした。生まれたばかりの子供の腸の穴の直径は、18／10万㎜のぐらいの大きさですが、成長すると4.5～6.7／10万㎜もの小ささまで縮小します。つまり、3分の1から4分の1くらいの直径にまで小さくなります。これが完成するのは、2歳半から3歳頃です。

3か月・4か月で食べ物を与えると

スポック博士は、「できるだけ早く離乳食を食べさせなさい」と言いましたが、3か月・4か月で食べ物を与えると、その食べ物が未消化のまま、子供のまだ閉じていない大きな小腸の穴から吸収されるので血管に入り、そのままいつまでも消化できない状態が続きます。これを身体は、毒とみなしてしまいます。

【図表１　小腸の穴→アレルギーの仕組み】

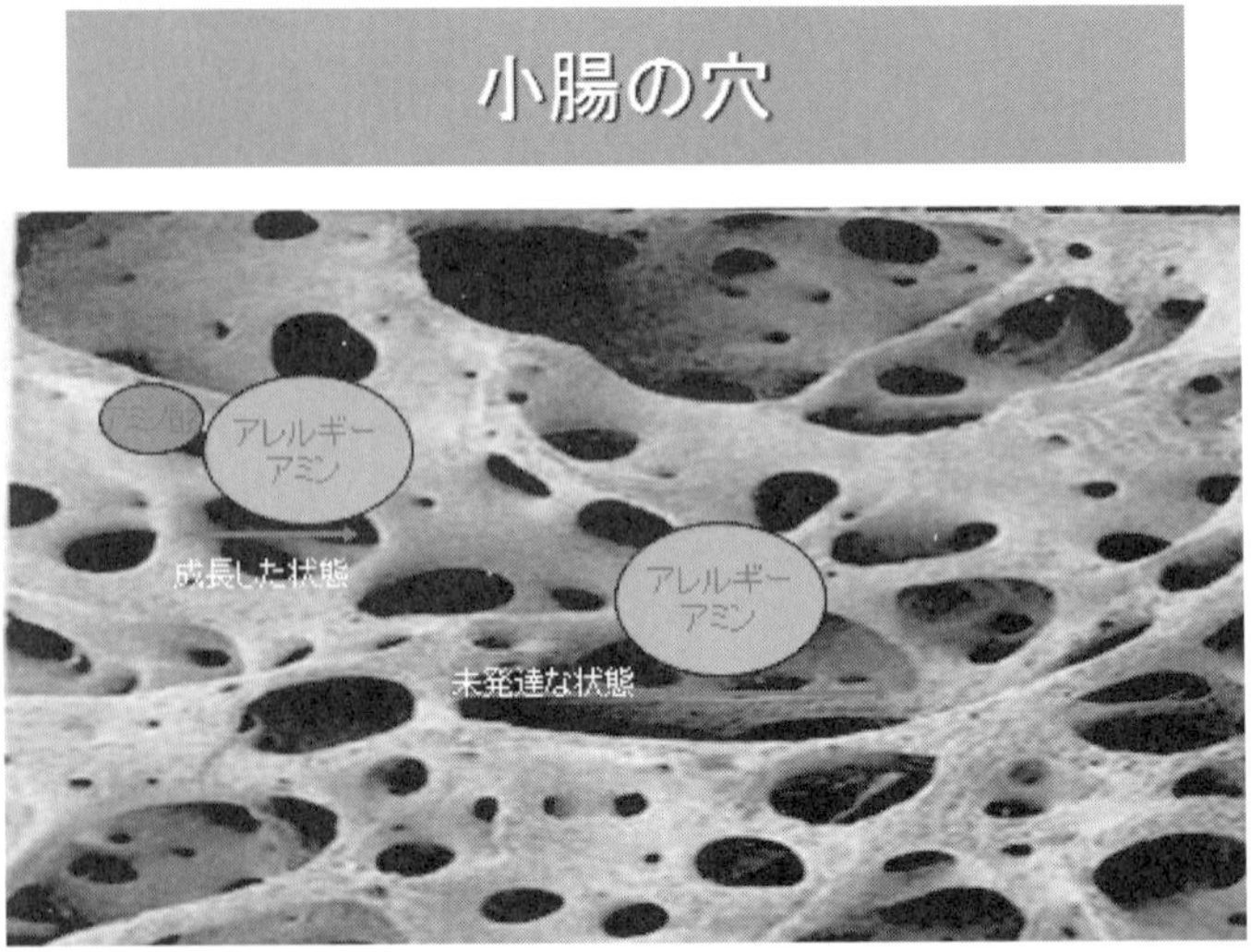

そして、免疫細胞である白血球がそれを分解しますが、この食べ物を毒物として免疫細胞の記憶細胞（メモリー細胞）が覚えていて、その記憶が受け継がれていきます。

このメモリー細胞は、血液中に再び同じものが入ってくると、他の白血球の仲間に伝えてアレルギーの反応を起こし、体中に湿疹を起こしたり、咳を起こしたり、心臓を止めたりもします（図表1参照）。

アトピーはこのようにして始まっているのです。

ですから、離乳食を遅い時期に始めれば、そのときには小腸の穴は小さくなっているので、アトピーは起こって来ないのです。

昔は、上下の歯が4本から8本生え揃う1歳を過ぎてから、少しずつ箸を使って食べ物を与えていたので、アトピーというものが起こっていませんでした。

4　箸がアトピーと喘息を防いでくれる

なぜ鼻があるのでしょうか

　小さな子供の離乳食は、液体系の「どろっと」した物が主流になっているので、スプーンがよく使われます。ところが、このスプーンが曲者なのです。

【図表2　鼻の粘液が空気中の細菌等を殺す】

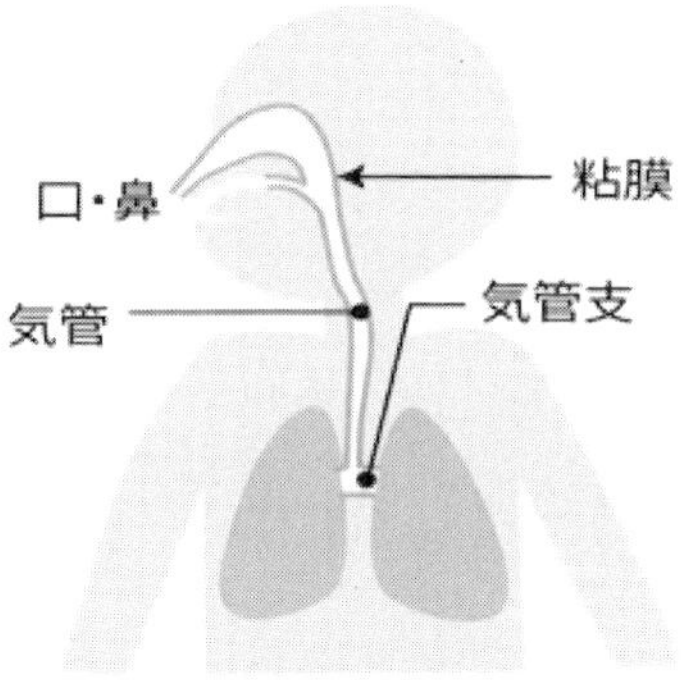

　1歳未満の子供は、まだ大人ほど呼吸が整っていないので、口を空けたまま呼吸をしています。4か月や6か月くらいでスプーンを使って離乳食をやりだすと、子供は簡単に口に食べ物が入ってしまうので、口を閉じる作業をせず、口呼吸を覚えてしまうのです。

　われわれには、なぜ鼻があるのでしょうか。鼻の中のネバネバした粘膜で吸った空気中の細菌やホコリを包み込んで殺すためなのです。また、肺に入る空気は、お風呂場のように湿気が高く、温度も高い状態でないと、肺に負担がかかるのです。吸った空気に適切な温度と湿度を与えるのも鼻という器官の大きな役割なのです(図表2参照)。

口呼吸を覚えると喘息が起こりやすくなってしまう

口呼吸を覚えると、この鼻の機能が全く使われることなく呼吸してしまうので、喘息が起こりやすくなってしまいます。特に、冬場に喘息が発生しやすいのは、非常に乾燥した冷たい空気が直接肺に入るので、気管が収縮して空気が入りづらい状態となるため、呼吸が苦しくなってくるのです。

離乳食の危険は、決して小腸の穴の大きさの問題だけではなく、口呼吸という習慣的な悪い癖をつくることも関係してくるのです。

面倒でも、できるだけ箸を使って食べ物を与えるように心がけるべきです。

1972年あたりからアトピーと呼ばれる皮膚病が日本で続出し始めた

このようにして、スポック博士の理論は、日本に入ってきて、母子手帳に載り、1970年に多くの新米のお母さんに渡され、それを読んで実行したお母さんに育てられた子供に、1972年あたりからアトピーと呼ばれる皮膚病が日本で続出し始めました。

第1章　大腸の菌が痒みのカギとなる
《原因編1》

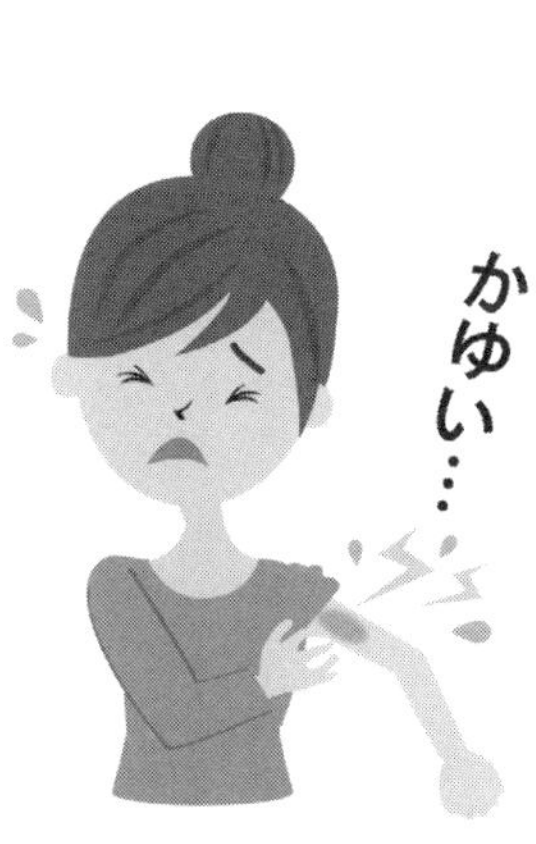

1　大腸の菌が皮膚のビタミンをつくる

便の中の菌

みなさんは、自分のウンチをじっくり眺めたことがありますか。

これは、自分が食べた「食べ物のかす」であろうと長い間思っていました。また、毎日3食を食べているので、こんなにも「食べかす」があるのだと信じていたのです。

ところが、大腸内の細菌のことをいろいろ調べていくと、自分が考えていたことと相当違うとわかってきました。

われわれの大腸に溜まっている便は、3kgから4kgほどの重さです。そして、その中に多くの菌が潜んでいます。菌の数は1、000兆個にもおよび、人間の細胞の数よりも多いのです。

便の中の菌は、400種類から1、000種類もあります。ただし、実際には、5種類から6種類の菌が全体の95～98％近くを占め、残り5％ほどを400種類の菌が占めることになります。

この菌群は、一人ひとりの腸内の細菌叢《そう》（フローラ）が違い、双子であっても腸の状態は全く同じではありません。それは食べているものが、全く同じではないためです。

また、便の重さの25～35％が菌で占められ、生きた状態の菌と死んだ状態の菌が混ざって出てきます。

つまり、自分では「食べかす」だと思っていたものがそうではなく、かなりの割合で菌が存在していることを知ったとき、絶句しました。

善玉菌・日和見菌・悪玉菌

この菌が一体全体何をしているのか、こんなものを自分の腹の中に抱えていることすら知らなくて、手が汚い、足が汚い、髪が汚いとは言えないと思いました。

これらの大量にいる菌は、われわれにとって切っても切れない存在となっており、病気の原因だけでなく、われわれが生きていくための益となるものもつくり出しているのです。

宿主にとって益となる菌を善玉菌と呼んでいます。その代表がアシドフィルス菌であったり、カゼイ菌、ラクティス菌、サーモフィルス菌、ロンガム菌であったりします。彼らは、われわれにとって有益な乳酸やビタミンB群をつくってくれたり、彼ら自身が栄養源であるタンパク質となったりしています。

それに対して、益にも毒にもならない菌もいれば、日頃は人の益になるが、毒も出す場合がある菌もいます。これらをまとめて、日和見菌《ひよりみきん》と呼んでいます。

これらの中で代表的なものが、フラジリス菌です。

彼らは、宿主が健康なときは、宿主にとって益となる酢酸や酪酸をつくっています。ところが、いったん病気になって免疫力が落ちたり肉食系の食べ物、油を使った食べ物を多く食べたりすると、様相が激変して、身体には非常に悪い硫化水素など毒物をつくり出します。

さらに、悪玉菌と呼ばれるものがいます。大腸菌、セレウス菌、エルシニア菌、ウエルシュ菌、ディフィシル菌などです。これらは、発癌物質である、ベンゾピレン、ニトロソアミン、ヘテロサイクリックアミン、インドール、スカトールなどの怖い物質を出しています。

有名な大腸菌は、全体の0.1％ほどしかいませんが、一般に悪玉菌の仲間に入れられていて、全くの悪者という扱いが間違っている気がします。

というのは、炭水化物系の食品、つまり食物繊維を食べると、自分の消化酵素では分解できないので、そのまま大腸へ回されます。ここで、大腸菌が活躍してこれを分解し、身体が使える糖分や大腸を動かすエネルギーとなる酪酸、プロピオン酸などをつくり出すからです。

一方で、みなさんが炭水化物系のものをあまり摂らないで、代わりに動物性のタンパク質系の食品（肉や、卵、魚、乳製品等）を多く摂ると、この大腸菌が前述のような発癌物質をつくり出します。ですから、食べるものによって、われわれの身体は、少しずつ変わってくるのです。

したがって、欧米では、大腸菌は日和見菌と考えられています。

菌の比率

菌の比率は、善玉菌群が全体の5～25％、日和見菌群が約65％以上、悪玉菌群が10～40％となっています。善玉菌の割合は、健康な人で15％ほどしかいません。この割合は、常に一定ではなく、健康な人でも病気になったりすると善玉菌の割合が減ってきます。風邪をひいたりすると、５％を切るくらいまで下がってしまいます。また、普通60歳を過ぎる頃になると、やはり５％を切ってきて、いつも体に不調を訴えるようになります。

いくら若くても、身体に不調がある人は、10％以下しか善玉菌群がいないのが普通です。疲れ切ったサラリーマンは、１％もいない人が多くいます。

お母さんのお腹の中にいる状態では、大腸内は全くの無菌状態になっています。ところが、生まれてくるときに、産道に触れて多くの菌に感染するので、自分の大腸内に菌が発生します。

誕生の翌日から２日目で、悪玉菌の比率は99％近くになりますが、生まれて直ぐに授乳をするので、５日目頃から比率が逆転してきて、善玉菌の割合が99％に変わります。

ただし、人工乳だけで育てられると、いくら多くても善玉菌の割合が70％ほどまでしか増えません。

お母さんの母乳には、栄養だけでなく免疫細胞が含まれていて、これが赤ちゃんの腸に入り、増えて大腸内の悪玉菌をほとんど駆逐していくからです。

この99％が善玉菌で占められる状態は、離乳食を始めるまで続き、周りの人が風邪をひいていても、この赤ちゃんは免疫力が強いので、めったに風邪をひかない元気なままです。

アトピーなどは起こらないし、喘息も始まらない

ところが、いったん口に物を与えると、善玉菌の数が減り出し20％ぐらいまで下がってきます。

したがって、3か月、4か月で離乳食を始めると、この地上で生きていくための身体がまだ十分に整っていないのに、特に免疫機能が整わないのに、腸内でいきなり様々な毒物や菌の入った食べ物との戦いが始まってしまうのです。

6か月でもまだ早過ぎるくらいで、小腸の穴だけでなく、免疫機能の成長がまだ追いついていません。われわれの小腸は、単なる穴が開いているわけでなく、穴の裏にはパイエル板といって関所のように食べた物に毒が混ざっていないかどうかを見極める場所があり、その穴のすぐ傍らの小さな突起の繊毛からしか栄養を通さないようにしています。

また、小腸を通るまでには、口から腸までの粘膜中に免疫グロブリンIgAという、地雷のようなものを埋め込んでいて、毒や悪い菌が通る度に捕まえて駆逐しているのです。これが未熟なままだと、まだ道が完成していない状態でおかしな食べ物を食べるので、そのまま血管へ入り込むことになるのです。

さらに、バネット細胞やゴブレット細胞が、小腸の小さな窪みにいて細菌を殺す働きをしています。

1歳頃になれば、上の歯、下の歯が4本ずつ揃っています。これは、腸内の免疫が整い、消化酵素も十分に出るようになったという印です。この頃から、少しずつ箸を使い、柔らかいお粥や、じっくり煮た野菜などを与えれば、アトピーなどは起こらないし、喘息も始まらないのです。

子供が早い時期から（腸内の）戦いに出ることを望むお母さんがいるでしょうか。戦うことを少しでも先延ばしにしてやり、本当に準備が整ってから食べさせるべきだと考えます。

スポック博士の事例から学んだので、アメリカの医学界は1歳までは母乳だけで育てるようにとすすめています。

善玉菌がいなくなれば、われわれが生きていけない

ここで考えたいのは、善玉菌が何をしているかです。たかだか菌ぐらい、家の中にいるゴミか虫と同じだろうと思っているかもしれませんが、そうではないのです。善玉菌とわれわれは、共生しているといっても過言ではありません。つまり、彼らがいなくなれば、われわれが生きていけないということです。

善玉菌の働きの中で最も注目すべきことは、ビタミンB群の生産、つまり、B1、B2、ナイアシン（ニコチン酸＋ニコチン酸アミド）＝B3、パントテン酸＝B5、B6、B12、ビオチン＝B7、ビタミンKをつくり出しているということです。

十分に食べ物を食べなくても、ビタミンの一部を補ってくれているわけです。また、彼らの働きには、他にも様々なものがあります。例えば、血中コレステロールの増加抑制、バクテリオシンという抗菌性のたんぱく質で悪玉菌を減少させる、免疫細胞のような働きで悪玉菌を殺すなど、いくつも挙げられます。

アトピーの人にとって重要なのは、ビオチンというビタミン物質

この中でも、アトピーの人にとって重要なのは、あまり聞いたことのないビオチンというビタミ

ン物質です。これは、皮膚のビタミンといわれています。これが十分に生産できないと、皮膚にカビが生えてきたり、皮膚がジュクジュクの状態になったりします。

「そんなのは、食品から摂ればいいじゃないか」と考える方々もいらっしゃると思いますが、ビオチンが多く含まれる食品は、そう簡単には食べられないのです。

その食品の多くは、ピーナッツ、カシューナッツ、アーモンド、ヒマワリの種などのナッツ類なので、これを毎日食べるのは困難だと思われます。

また、カレイやイワシなどの魚類、特にアンコウのキモなどに多くあります。また、牛や豚のレバー、茹《ゆ》でた大豆などにも多く含まれています。

卵黄にもたくさん含まれていますが、卵白に含まれるアビジンと呼ばれるたんぱく質がビオチンと結合すると、その吸収を妨げてしまいます。

また、アトピーの人にとって卵や乳製品は禁忌となっているので、これはすすめられません。

ビオチンが善玉菌によってつくられなかったら、足にカビが生えてくる

豚レバーにも、比較的ビオチンが多く含まれています。しかし、0・03㎎／100gしか含まれていないので、これを1日の必要量0・3㎎として、食べるとなると毎日1㎏以上のレバーを食べないといけません。

面倒なことに、食べ物に含まれるビオチンは、単独では存在していなく、タンパク質と結合した状態で存在しています。この状態では、自分の小腸からは吸収されません。そこで、小腸から出るビオニターゼという分解酵素でビオチンとタンパク質を切り離してから吸収されます。

体内のビオチンの60～70％は食品から摂り入れられますが、30～40％は大腸内のアシドフィルス菌のような善玉菌につくってもらっています。

つまり、ビオチンというビタミンは、そんなにも頻繁に多く摂れなくて、実際は自分の大腸内の菌につくってもらっているのが現状です。

もしも、ビオチンが善玉菌によってつくられなかったら、足にカビが生えてきます。いかに皮膚のビタミンとして、このビオチンが重要な役割を果たしているのか理解していただけるでしょうか。

わたし自身、長期間下痢を起こす実験をして、大腸内にいるアシドフィルス菌を駆逐しました。そして、ビオチン不足の状態をつくり出しました。その結果、足の皮膚のあちらこちらに、黒カビが生えてきました。

ビオチンをつくっている善玉菌は、アシドフィルス菌といい、それが盛んに腸内でビオチンをつくってくれています。ところが、このせっかくつくったビオチンを食べる菌も大腸内にいます。それも、一般的には乳酸をつくり出すので、善玉菌の仲間として知られています。しかも、この裏切り者の善玉菌は、ビオチンだけでなくアシドフィルス菌をも盛んに食べているわけです。

アトピーの人の大腸には、わずか10％前後の善玉菌しかおらず、悪玉菌が勢力を振るっています。アシドフィルス菌が少なく、ビオチンの生産量も少ないために、皮膚がなかなか元通りの綺麗な角質層には戻れない状態になっているのが実情です。

あえてフェーカリス菌の入っている製品を買う必要はない

この裏切り者の菌の名前は、フェーカリス菌といい、一般的には乳酸をつくり出すので、善玉菌として知られています。みなさんは、コマーシャルなどで、乳酸菌が体にいいと教えられていますが、このようにいくら体に良い乳酸をつくり出す菌といえども、横で裏切り行為を働いているものもいるのです。

ですから、「すべての乳酸菌は体に良い」とは限らないのです。欧米では、この菌はしっかり悪玉菌として考えられています。

大腸は、乳酸、酪酸、酢酸などにより酸性が強くなることによって、悪玉菌群が死滅していき、善玉菌群が増えます。逆に、いくらおいしく、栄養があっても、肉や魚、卵、油の物を多く摂れば摂るほど悪玉菌群が増え、大腸がどんどん酸性から遠ざかり、悪玉菌の出す毒となる発癌性のものが多く出されるので、大腸にはポリープができやくなるのです。

乳酸をつくり出し、大腸を酸性に保ち、悪玉菌群が増えないようにする善玉菌は、別にこのフェーカリス菌だけではありません。もっと様々な善玉菌がいるので、あえてフェーカリス菌の入っている製品を買う必要はないのです。特に、アトピーや喘息の人にとっては、これを摂ると良くなるどころか、もっと悪化してくる可能性があります。

牛乳は飲めなくても、ヨーグルトは体に良いと聞いて、ヨーグルトを食べている人が多いですが、アトピーや喘息持ちの人は、フェーカリス菌の入ったヨーグルト、またはプロバイオテックスとして市販されている乳酸菌の錠剤は避けるべきです。

2　アトピーと喘息は同じ原因の病気

大腸内に悪玉菌が増えると、肺が悪くなり、咳や喘息が起こる

中医学では、肺と大腸は陰と陽で表裏一体の関係にあるといわれています。どういうことかというと、大腸が悪くなれば、肺も悪くなるということです。もう少し具体的にいうと、大腸内の菌に悪玉菌が増えると、肺が悪くなり、咳や喘息が起こるということです。

アトピーの方は、自分の身体で実感していると思いますが、皮膚が痒いときには喘息が出ません。ところが。痒みが消えると、喘息に変わります、

これは動物実験で、証明されました。動物に抗生物質をたっぷり飲ませて下痢を起こさせ、大腸内を菌が少ない状態に保ちます。そうすると、大腸内にだんだん悪玉菌や酵母菌の一種であるカンジタ・アルビカンスというカビが生えてきます。

哺乳類は、生まれたときは母乳を通して良い菌や免疫細胞を受け取るので、そのまま引き続き腸

内も整ってきますが、抗生物質でいったん破壊されると、元に戻らなくて、その後悪い菌だけがはびこるようになります。

一度カビが生えると、このカビがどんどん増殖し、炎症物質であるプロスタグランジンE2というものをつくり出します。大腸が水分と一緒にこの炎症物質を吸収し、血管を通して肺に運ばれます。そこで、この炎症物質が肺にあるために、自分の免疫細胞であるマクロファージというものが異常を感知して、身体の中に毒が入ってきたと認識して白血球全体が肺を攻撃します。そうすると喘息の発作が起こります。

アトピー性の痒みが復活のメカニズム

アトピーの人の腸内は、悪玉菌の多い非常に悪い状態なので、常に咳が出ています。咳を止めるために飲む抗生物質が原因で、再び腸内の菌叢《きんそう》（菌の集団）が変わるときがあります。または、肉、魚、卵に含まれる抗生物質が原因で、同じことが起こります。

例えば、鶏の唐揚げを食べたり、はまちや鯛のお刺身、ウナギのかば焼き、マグロのお寿司を食べたりすると菌叢が変わる可能性があります。

このように、抗生物質を摂取することがきっかけとなり、大腸で善玉菌が増え出し、善玉菌群が乳酸や酪酸、酢酸などを大量につくり出します。それによって、再び、大腸全体を酸性に戻します。このとき、中性やアルカリ性でしか生きられないカンジダ・アルビカンスが弱くなり、減っていくので喘息は弱まります。

そして、再びアシドフィルス菌がつくるビオチンをつくり出しますが、アトピーの人の大腸にはアシドフィルス菌だけでなくフェーカリス菌も住んでいたので、これらも復活してきて、ビオチンをどんどん食べ出します。

フェーカリス菌がどんどん増殖するので、ビオチンだけでなくアシドフィルス菌も食べられるので、ビオチンが益々減ってきます。このメカニズムで、再びアトピー性の痒みが復活してきます（図表３参照）。

アトピーの人は、喘息とアトピーは同時に起こりませんが、常にどちらかが起こっています。特に、冬場は空気が冷たく、外に出ると気管支や血管が一気に収縮するので喘息が起こりがちです。

【図表３　抗生物質とアトピーとのメカニズム】

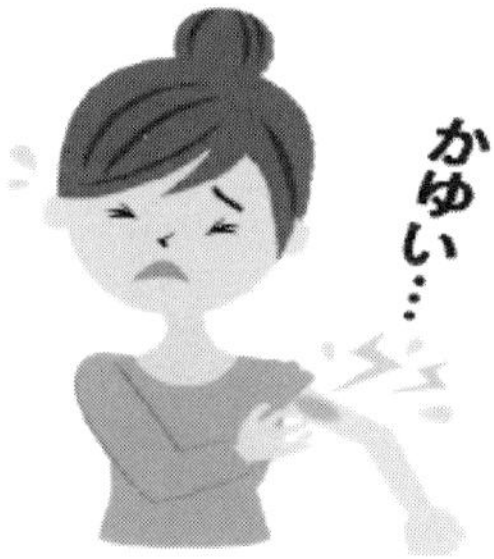

⇩

抗生物質の薬を飲む

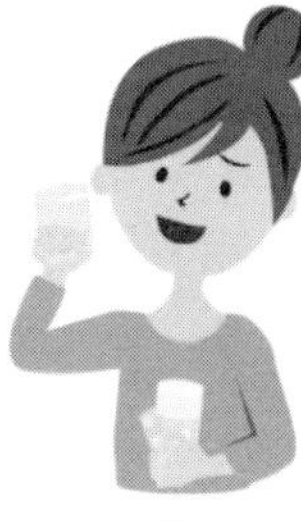

⇩

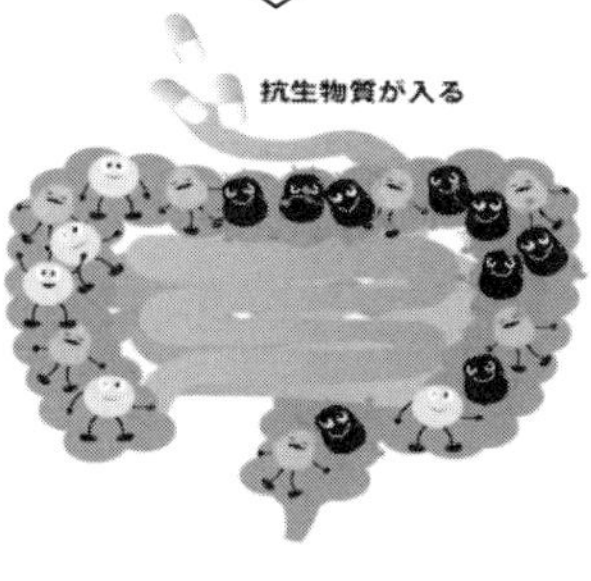

炎症物質を免疫細胞が攻撃

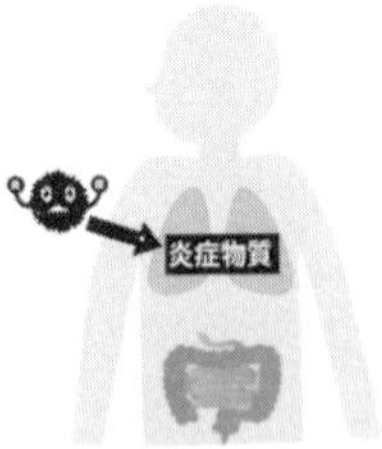

喘息が起こる

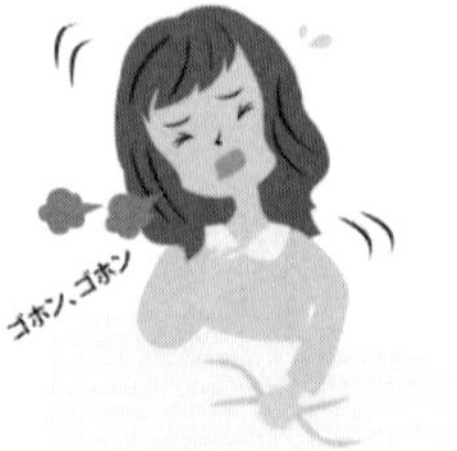
ゴホン、ゴホン

抗生物質たっぷりの魚と肉

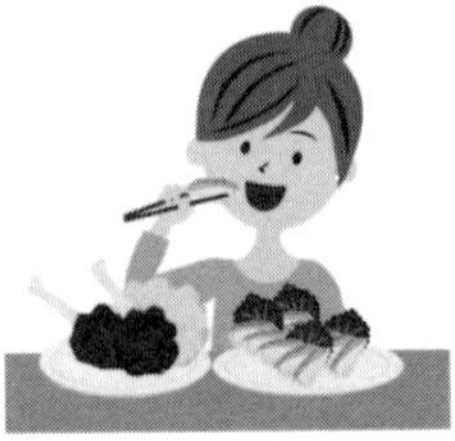

殆どの菌が死滅

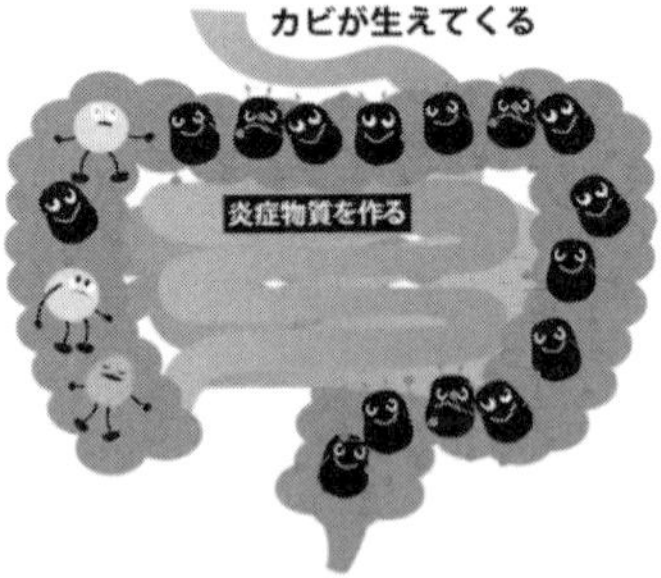
カビが生えてくる
炎症物質を作る

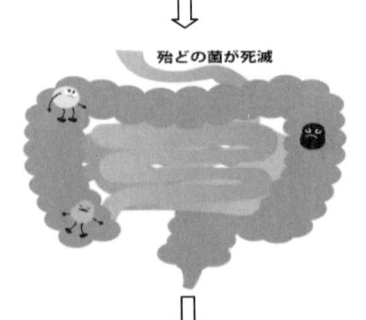

大腸で吸収
肺と大腸の働き

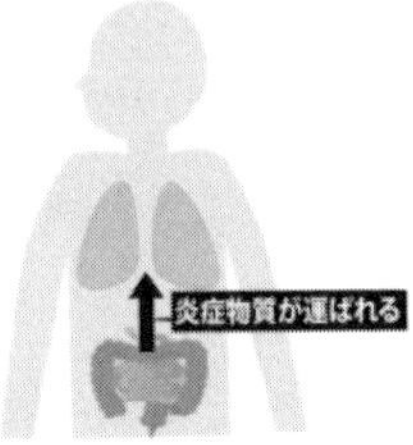

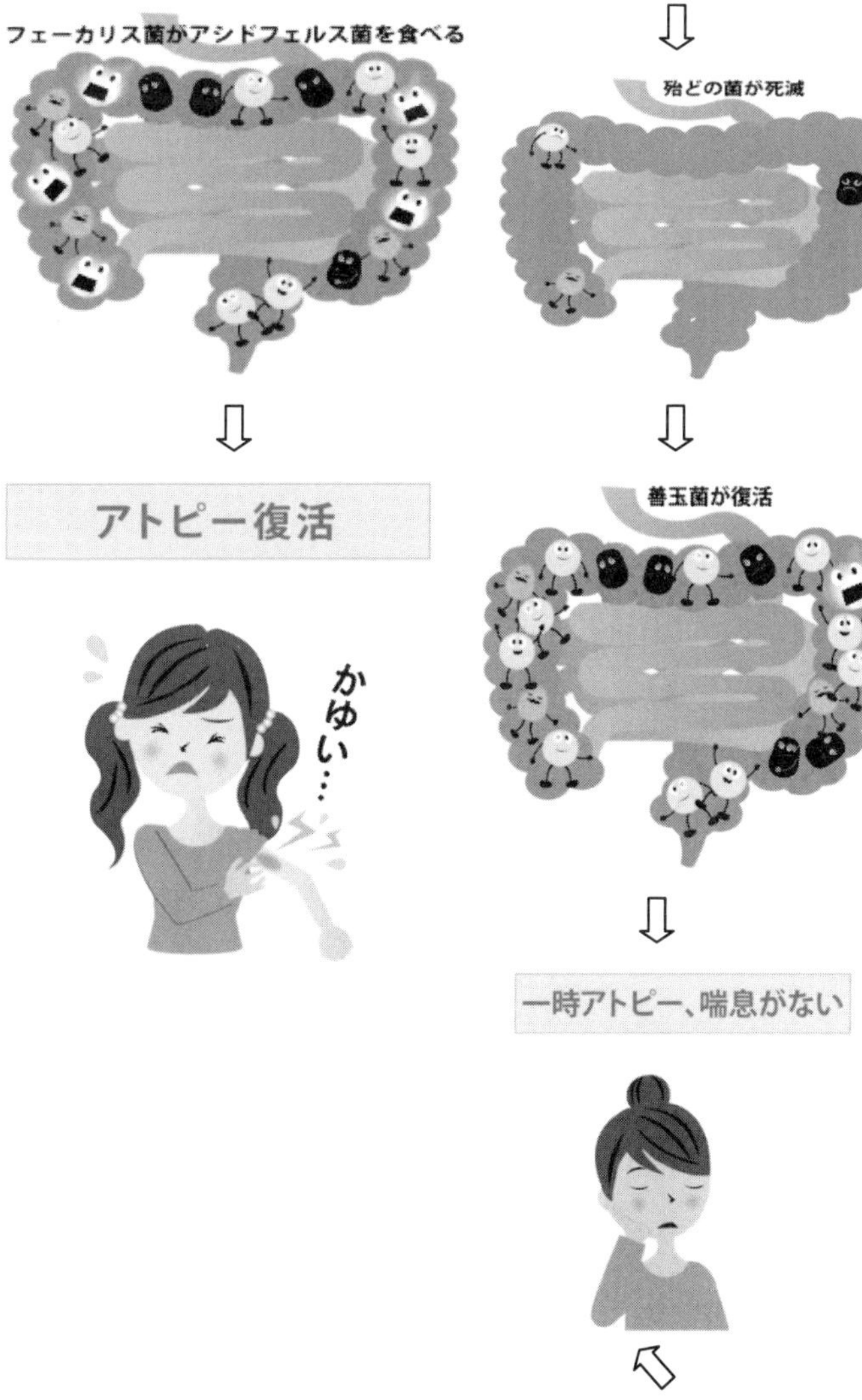
フェーカリス菌がアシドフェルス菌を食べる
アトピー復活
かゆい…
殆どの菌が死滅
善玉菌が復活
一時アトピー、喘息がない

3　風邪薬がきっかけで痒みが生まれる

風邪薬の働き

風邪をひくと、多くの人が病院へ行って診察を受け、薬を処方してもらいます。そこで細菌を殺す抗生物質が、処方されることが多いですよね。

しかし、風邪の原因は、細菌よりずっと小さいウイルスです。細菌の100分の1〜1、000分の1ほどの大きさで、西洋医学的にはウイルスに効く薬は存在しないといわれています。

病院で普通に出される薬には、アセト・アミノフェン、イブプロフェン、イナビルというものが使われています。また、市販されている薬には、先の3つに加えてアスピリン（バイエルン社の商品名）、すなわちアセチル・サルチル酸があります。

多くの人が風邪薬とは呼んでいても、実際には風邪を治すのではなく、「熱を下げる」、「痛みを和らげる」働きしかありません。

アスピリンは使用禁止

このアスピリン（アセチル・サルチル酸）ですが、風邪のときには、禁忌として使用禁止になっています。それには、次のような理由があります。

１９１８年、スペイン風邪が流行ったときに、多くの人がアセチル・サルチル酸を使用しました。それを服用すると、実際に一時的に熱が下がったのです。熱が下がったために、医師たちはこれで風邪が治ったと考えてしまいました。そのため、あまり効果がみられない場合には、２倍量、４倍量、８倍量と多量のアスピリンが使用されました。これの致死量（４g以上：当時は、危険値がわからなかった）を超えて使ったために、全世界で５、０００万人近くの患者が亡くなりました。ですから、現在、病院では、アセチル・サルチル酸は出されていないのです。

タミフル、リレンザという薬も怪しい？

タミフル、リレンザという薬が、インフルエンザの特効薬としてあると考える人もいると思います。しかし、この薬も怪しくて、「効くのか効かないのかわからない」という科学者が世界中に多くいます。

「効能が十分に立証されていなくて、その割に副作用のリスクが強過ぎて、さらに死亡率も高いため、購入しないほうが望ましい」というのが世界主要国の見方です。タミフルの購入率が、日本１国だけで全世界の75％を超えているということが、それを証明しています。

２０１４年4月のＢＢＣの放送では、「イギリス政府は、インフルエンザの非常事態に備えるためにタミフル、リレンザを購入しました。そのための費用は、4億7、３００万ポンド（８５４億円：

1ポンド180円換算）にも上りました。しかし、これらの薬は、アセト・アミノフェン（抗炎症作用もない）よりも効かず、ドブにお金を捨てたようなものだ」と発表しています。

風邪をひいたらどうすべきか

では、なぜ、みなさんは、風邪のとき病院に行くのでしょうか。

もし、アメリカで風邪をひいて病院へ行ったら、健康保険制度が日本とは異なり、薬で利益を上げることができないので、彼らは正直に言います。

「治す薬がないので、家に帰ってゆっくり寝てください」

あなたなら風邪をひいたらどうすべきか、考えてみてください。

風邪をひいたときに処方される抗生物質

抗生物質についてもう少し触れておきましょう。風邪をひいたときに処方される抗生物質ですが、もし風邪のときに肺炎にでもなっていれば、抗生物質は、肺炎球菌には効果があります。でも、風邪では、的外れもいいところです。多くの人は、抗生物質が風邪に効くと思っていますが、これが的外れだけでは済まされないのです。

抗生物質は、大腸の中にいる悪い菌に対してだけでなく、ほぼすべての菌に対して壊滅状態を引き起こします。その中で、かろうじて生き残った菌が再び増殖して、新たな菌の縄張り争いが始まります。ですから、風邪をひいたときに飲む抗生物質が原因で、大腸の状態は飲む前よりも悪くなるケースのほうが多いのです。

　そして、なんとこれがきっかけで、アトピーが発生する場合もあるのです。


母体に抗生物質が入ると赤ちゃんの大腸内の善玉菌がすべて駆逐される

　赤ちゃんがお母さんの母乳を飲んでいるときに母体に抗生物質が入ると、赤ちゃんの大腸内の善玉菌がすべて駆逐されてしまい、元どおりの99％の善玉菌群で占められる健康状態ではなくなります。人工乳で育てられた子供のように、せいぜい70％ぐらいまでしか善玉菌が増えなくなります。

　また、そのまま離乳食のステージに入ってしまうと、健康体の子供は20％前後まで善玉菌で満たされるのに対して、抗生物質に侵された子供はその状態にまで達成できなくなります。健康なときでも、せいぜい10％前後の善玉菌が腸にとどまっているだけになります。

　そして、この状態が一生続くことになります。こうなると、風邪をひきやすく、虚弱体質の子供になり、それが大人になっても続き、死ぬまで半健康な状態になります。

人間と腸内の細菌は共生している

　普通にご飯を食べている子供や大人がこの抗生物質を摂取した場合、漬物、納豆、野菜中心の食生活をしていれば、そんなに被害が大きく出ないと思われます。しかし、肉食、植物油、魚、卵、乳製品中心の食事をしていると、いったん一掃された大腸の中の菌叢《きんそう》で、悪玉菌が中心に増えていきます。ここでカギを握るのが、大腸菌といえます。

大腸菌は、単に悪玉菌群の仲間に入れられていますが、彼らこそ日和見菌の代表といえます。野菜を中心に食事をしていると、自分の消化酵素では小腸ですべての炭水化物が分解できません。炭水化物は、ブドウ糖と果糖等の単糖類で結びついていますが、普通の結びつき方なので、消化酵素で簡単に切り離すことができます。

ところが、野菜などに含まれる食物繊維は、一般的な炭水化物とは違い、裏表逆に結びついているために、自分の消化酵素で切り離せなくなります。

そしてそのまま大腸に廻され、そこで大腸菌などがこれらの結びつきをやっと壊し、われわれが使えるエネルギーに変えてくれます。つまり、酢酸、プロピオン酸、酪酸などに変えられて、大腸の壁に取り込まれて、それを使って大腸をぜん動運動で動かす原動力となります。

これにより便秘などが解消され、食べた物がどんどん排泄されます。われわれが使うエネルギーの4分の1~3分の1は、これらの腸内細菌が担っているのです。彼らがいないと、われわれは、生きていくことはできないのです。つまり、人間と腸内の細菌は、共生しているといえるのです。

食べ物の好みが大腸菌を変身させてわれわれの健康を左右する

ところが、この大腸菌が、いつもよいことをしているわけではありません。われわれの食べ物の好みが、大腸菌を変身させて、われわれの健康を左右することになるのです。

肉が好きで、毎日、毎食、肉、肉、肉というような食事をしている、また、卵が好き、魚が好き、フライパンでつくられる料理ばかり食べているなら、大腸菌の働きがわれわれに悪さをするように豹変してきます。

大腸菌だけにとどまらず、多くの悪玉菌は、人間の身体には好ましくないアンモニア、インドール、スカトール、硫化水素、発癌物質であるニトロソアミンなどを、別の菌であるウエルシュ菌、セレウス菌等と共につくり出します。

また、善玉菌のつくり出す酢酸や酪酸などの酸が少ない状態では、大腸内の便がどんどん中性に近くなり、別の悪玉菌や日和見菌を増やす状況をつくり出します。こうして大腸が動かなくなり、便秘が続き、ポリープができやすい状況になります。この悪玉菌が出すエンドトキシン（内毒素）という毒素が、大腸から吸収され、それが皮膚から分泌されると、アトピーの痒みがさらに悪化してきます。

4　植物油が悪玉菌の餌になる

大腸にポリープができたり、肝臓が癌になったりする仕組み

日本では、１９７０年代から１９９０年代まで、「身体に悪いからバターをマーガリンに変えま

しょう」と言い続けてきました。ところが、それ以降、癌や心臓病の成人病が一気に増えてきました。

マーガリン等の植物油は、悪玉菌の餌になります。口から入った油分は、十二指腸に入ると分解しやすいように胆汁酸が分泌され、脂肪分と胆汁酸をまぶしたようになります。それを、自分の十二指腸と小腸で分解酵素であるリパーゼが分解していき、グリセリン、脂肪酸という小さな形にして小腸から摂り込みます。

しかし、すべてが分解されて小腸から吸収されるわけではなく、一部が大腸に廻されます。通常、胆汁酸は、他の分解酵素と違い、大腸から摂り込まれて再び肝臓へ運ばれ、再利用されています。

ところが、大腸まで廻されてきた胆汁酸と一緒になった油は、悪玉菌の餌になります。

例えば、ディフィシル菌などの悪玉菌は、小腸から送られてきた油分を餌として食べて、二次胆汁酸といって、発癌性の毒性の非常に強いニトロソアミンなどにつくり替えます。

ですから、大腸で食べ物から水分を吸収するときに、この悪玉菌がつくり出した発癌性のニトロソアミンも取り込まれて、肝臓に送り込まれるわけです。

これが、大腸にポリープができたり、肝臓が癌になったりする仕組みです。

アトピーがよくならないのは痒み止めや皮膚の菌を殺すことに集中し過ぎるから

しかし、野菜や海藻などを多く摂っていると、大腸菌が食物繊維を摂り込んで、便の量を増やし

【図表４　植物油が悪玉菌の餌になるメカニズム】

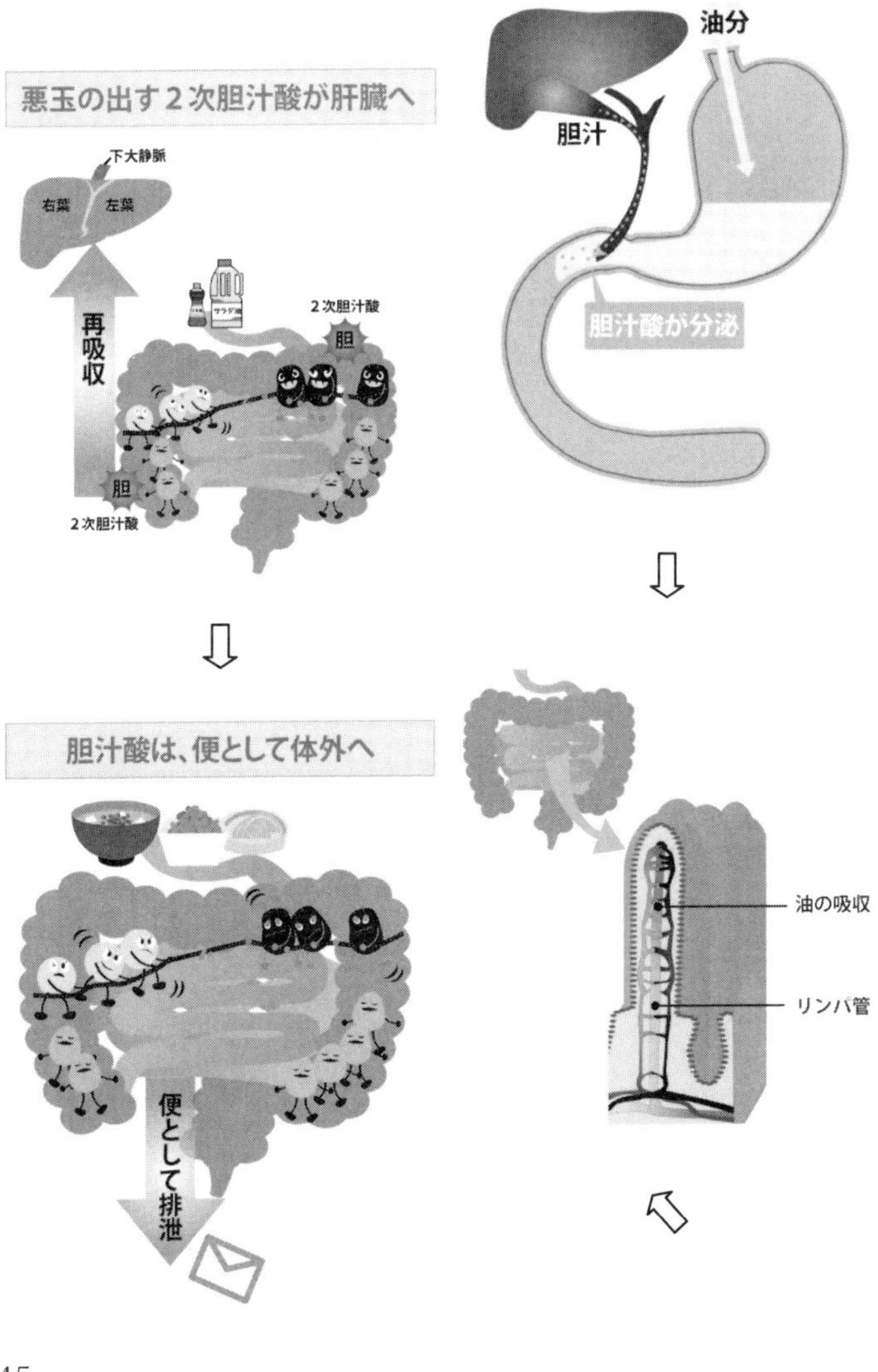

たり、酪酸等をつくり出したりするので、それを摂り込んだ大腸がぜん動運動をし、大腸からの二次胆汁酸を再吸収させないようにします。

また、肝臓は、解毒をしているところです。肝臓で解毒したくない二次胆汁酸などの毒素を皮膚から直接排泄しようとして、毛穴に運ばれます。そこで、アトピーを悪化させて、痒みがひどくなります。

アトピーがよくならないのは、このようなメカニズムを全く無視して、「痒み止め」や「皮膚の菌を殺す」ことに集中し過ぎるからです。口から入れる植物油やタンパク質のことも十分に考慮に入れないと、一時的な痒みの解消だけに終わってしまうのです（図表4参照）。

健康を損なう肉、牛乳、卵

今度は、別の角度から見ていきましょう。一般的に広く摂取されている肉や牛乳や卵が、健康を損なうものであることをご存知でしたか。

また、魚の中では、養殖の魚が危ないのです。

鶏や養殖の魚は、病気になると出荷できなくなり、利益が得られなくなるので、餌に混ぜて必ず抗生物質が与えられています。そして、残留抗生物質が、肉類で0.2ｐｐｍ、レバーで0.6ｐｐｍ、魚で0.1ｐｐｍ以下であれば、出荷してもよいことになっています。

ですから残留抗生物質の数字は、決してゼロではないのです。そして、これまで述べてきたような、抗生物質が腸内の細菌に与える悪影響を考えると、これは見過ごしにはできない問題です。

少し前まで、日本は世界1位の抗生物質の使用国でしたが、最近では中国とアメリカが日本の2倍から6倍も多くの抗生物質を使用している国になっています。だからといって、日本の使用量が減っているわけではありません。

前記の肉や魚などを中心とした食事を続けると、大腸内の菌が悪玉菌になり替わります。そして、アトピーが悪化します。できれば、ここに挙げた物をなるべく避けて、食事を摂るように心掛けましょう。

5　亜鉛と砂糖が痒みのカギ

亜鉛

ドイツのトッドという科学者が、１９３４年に、ネズミの食事からわざわざ亜鉛を抜いて与える実験を行いました。すると、ネズミは、皮膚炎を起こしたので、再び亜鉛を抜かない食事を与えたところ、元どおりの皮膚に戻ることを証明しました。

今の医学界でも、亜鉛欠乏症としては、皮膚炎や発疹、傷の回復が遅い、抜け毛がひどい等の症状が出ることが知られています。

この亜鉛は、とても大事で、身体の中の様々な酵素（身体の組織の分解・合成のときの化学変化を起こす速度を早くする）をつくる原料になります。亜鉛がなくては、何百種類もの分解、合成がストップしてしまい、身体の組織がつくれなくなって動かなくなってしまいます。

亜鉛は、重要な細胞分裂を起こすときの酵素として働き、古い細胞を新しい細胞に生まれ変わらせます。また、皮膚が老化するのを防いだり、炎症を抑えたり、活性酸素除去酵素をつくるときになくてはならない原料です。特にアトピーの人にとっては、痒みをなくすのになくてはならないものです。

しかし、日本は、作物をつくる畑の土壌に亜鉛成分が少ないので、欧米人に比べると血清中の亜鉛量が少なめです。

また、サプリメントとして摂ると、急性中毒を起こしやすく、摂り込めない人が多くいます。この亜鉛は、必要不可欠のミネラルですが、簡単には取り込めないミネラル成分なのです。

悪玉菌の餌

これまで書いてきたように、悪玉菌は、タンパク質、油《あぶら》（常温で液体）、脂《あぶら》（常温で白い固体）、糖分も餌としています。

これに対して、善玉菌の餌は、糖分と食物繊維です。

では、缶ジュースやペット飲料には、糖分が多く含まれているので、善玉菌を増やすためにどんどん飲んだほうがいいのか、というとそうではありません。ペット飲料や缶飲料の糖分や人工甘味料は、アトピーを悪化させてしまうので、水以外の物は摂らないほうがいいのです。

糖分がアトピーを悪化させるわけ

では、なぜ糖分がアトピーを悪化させるのでしょうか。それは、亜鉛がつくり出す酵素に関係があります。糖の分解には亜鉛がつくり出す酵素が使われますが、糖分を多く摂ると分解のために必要な酵素が追いつかなくなり、皮膚がどんどん悪化するのです。

つまり、糖分を多く食べれば、亜鉛を多く消費し亜鉛不足になるので、皮膚が悪化するのです。アトピーに関係のない人でも、たくさんの糖を摂れば皮膚が痒くなったり、汚くなったりします。ただでさえ日本人の食事形態では亜鉛を摂り込むことが難しいのに、今の日本人は、戦後欧米並みか、それ以上に砂糖がたっぷりのお菓子やペット飲料を摂取するようになってきたために、アトピー患者が増えたということです。

ケーキなどに使われている砂糖の量

ケーキに使われている砂糖の量をご存知ですか。菓子パン（糖分：12％）などにも大量に使われています。糖分にあたる砂糖、（果糖、ブドウ糖、デキストリン、ソルビット（ソルビトール）、トレハロースも砂糖の仲間です）が、原材料の一番目に書かれた食品が市場で多く目につきます（図

表5参照)。

また、油を使った食品、油で揚げたポテトチップスや煎餅などのスナック菓子などを日常的に摂っている人も、油を分解するのにも亜鉛が必要になってきます。

糖分摂取が1日18gを超えると摂り過ぎ

糖分の摂取が1日に18gを超えると摂り過ぎ（WHOの指標）といわれていますが、それ以上だ

【図表5　糖分が含まれる量
（原材料は、使用料の多い順に記載）】

ショートケーキ	29g/100g
アンパン	23g/80g
大福もち	11g/70g
シュークリーム	9g/70g
プリン	14g/80g
アイスクリーム	25g/110ml
コーラ	39g/350ml
スポーツドリンク	34g/500ml
缶コーヒー	23g/250ml
ペットボトル入りの紅茶	25～36g/500ml
ミルク・シェイク	168g/500ml

【図表6　主食と飲料、
スナック菓子の支出】

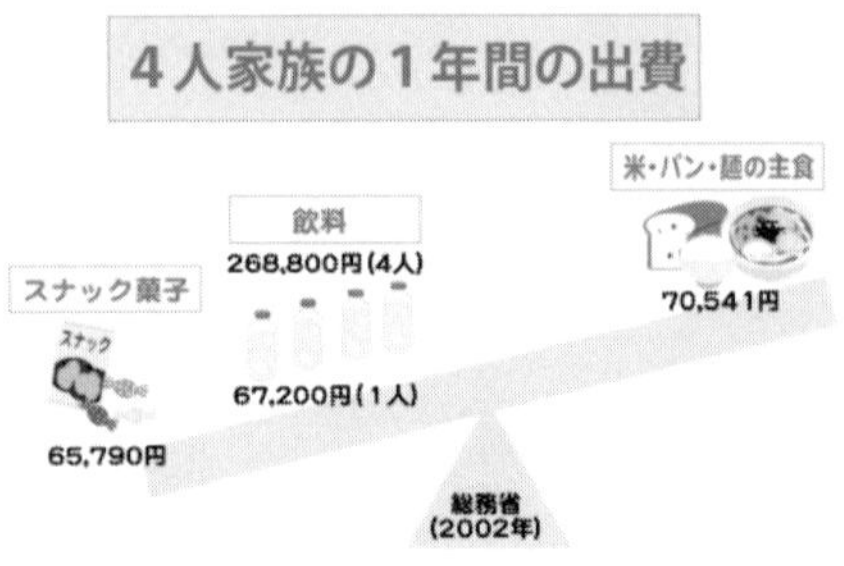

と、皮膚だけにとどまらず、大きな問題を引き起こします。

授業中に部屋を歩き回る多動症（厳密には多動性障害）（ＡＤＨＤ）の小学生や切れやすい精神状態になっている中学生は、毎日チョコレートを何枚も食べていて、それに含まれる糖分が２００ｇをゆうに超えていたり、１日に１，０００mlもの缶飲料やペット飲料を飲んでいたりする実態が浮かび出てきました。これらの飲料には、糖分が約12％含まれています。

驚きなのは、日本人の４人家族で、平均、１年間に主食である米やパンやうどん等に７０，５４１円しか使っていないのに対して、ペット飲料や缶コーヒーやジュースには２６８，８００円も使っているという事実です（図表６参照）。

6　生の果物ジュースは危険

小腸の穴が完成する３歳頃までに生の果物を与えるとアトピーを発症する危険

小腸の穴が完成する３歳頃までに生の果物を与えると、アトピーを発症する危険な場合があります。

例えば、小さな子供にお風呂上りに安易に生の果物を絞ってジュースとして飲ませると、いきなりアトピーが発症したという症例が多く聞かれます。

日頃、われわれは米や小麦を炭水化物と呼んでいますが、確かにこれらには炭水化物が多く含まれています。しかし、タンパク質や脂質も含まれてもいます。その割合は、いくらわずかでも、このたんぱく質がアレルギーの原因となるアミンに変わる可能性があるのです。

果物アレルギー

果物アレルギーは、多くの子供に起こっています。これを避ける必要があります。

通常、お店で売っているジュースは、あまり問題ではありません。それは、いったん工場で加熱されてからパックに入っているので、タンパク質が変質しているからです。

しかし、生のミカンやオレンジ、リンゴなどをジュースにして与えると、不完全に分解されたアミンのまま、赤ちゃんの未熟な小腸の大きな穴から入り込りこんで吸収されます。そして、血管に入り込んで、後々アレルギー物質になる場合があるのです。

赤ちゃんに果物を食べさせてアレルギーが発症すると、唇がはれたり、痒がったりします。それだけならあまり問題はなさそうですが、喘息、湿疹が出ると大変です。

大人になってからでも、イチゴ、メロン、リンゴ、モモなどの果物を食べると喘息や湿疹が出るようになります。

その上、口が痒い、耳の中が痒い、目が痒くて涙が止まらなくなる、花粉症のようにクシャミが止まらない、身体がどことなく痒くなる、などの症状が出やすくなります。

３歳になるまでは子供に果物をできるだけ与えないほうがよさそう

ですから、３歳になるまでは、子供に果物をできるだけ与えないほうがよさそうです。江戸時代までは、日本人は、果物がほとんど食べられなかったのですから、果物を与えなかったら病気を引き起こすとは考えにくいです。

３歳を過ぎたら、果物を与えても問題は起こらないでしょう。それまでは、子供のことを考えて、できるだけ果物を与えないことです。

7　過剰タンパク質が悪玉菌の餌になる

高タンパク質の食事が体内の健康状態に非常に悪い影響がある

米国のロヨラ大学のロイド・アーノルド博士は、１９２０年代に、動物に与える餌の種類が死亡率に影響を及ぼすことを動物実験で証明しました。

そして、高タンパク質の食事が、体内の健康状態に非常に悪い影響があることを突き止めました。タンパク質過剰の餌を炭水化物の多いバナナの粉末に切り替えたところ、１か月後には死亡率が96％から６％まで減少したのです。

高タンパク食を原因として、大腸内の悪玉の菌群がエンドトキシンという毒物を分泌するからです。

タンパク質の割合が10％を超えるとどんな疾病が起こってもおかしくない

戦後の日本人は、主食のコメをあまり食べないで、副食中心の食事になってきており、そのためタンパク質の摂取が多過ぎとなっています。

例えば、次のような食習慣がそれを助長しています。

【図表7　タンパク質の割合が10％を超えるとどんな疾病が起こってもおかしくない】

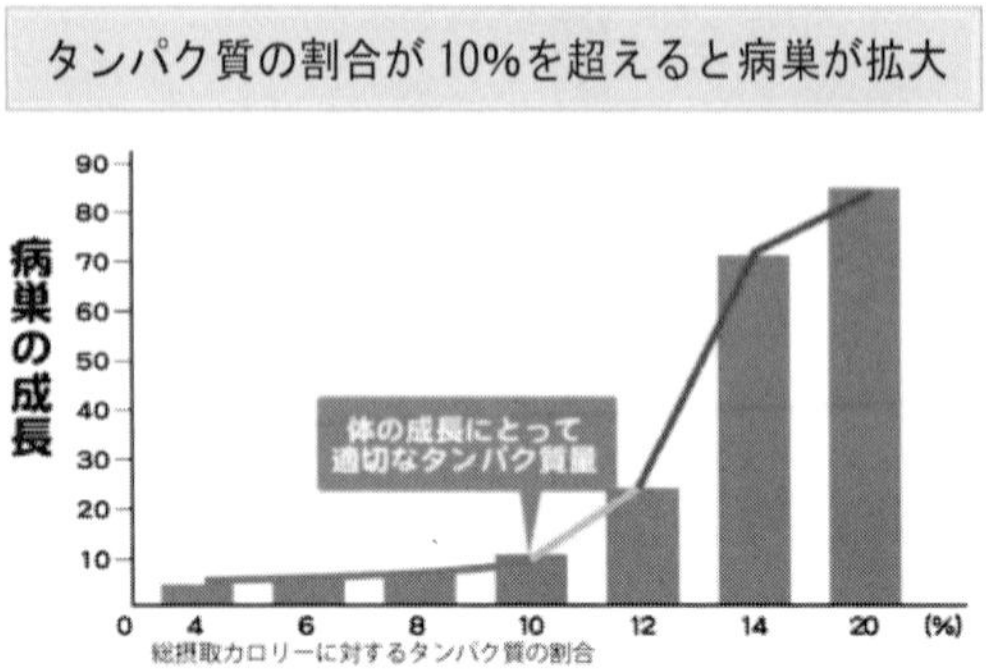

・ご飯が少なく、おかずの多い弁当を食べる
・旅館・ホテルの食事はおかずが多くご飯はおまけ
・バイキング形式の食事では、おかずがメイン
・炭水化物ダイエット（インシュリンダイエット）をしてご飯を食べない

食事に占めるタンパク質の割合に関するデータによれば、日本人の食事の16％以上がタンパク質で占められているのに対して、欧米人の食事のタンパク質が占める割合が14％となっています。

日本人がいかにタンパク質を過剰摂取しているのかがわかります。

タンパク質の割合が10％を超えると、どんな疾病が起こってもおかしくないといわれています（図表７参照）。

それが、悪玉菌の餌になるので、このように高タンパクの食事を続けていけば、腸の中で悪玉菌に餌をやり続けることになります。

そして、大腸内の悪玉菌群が、エンドトキシンという毒物を分泌し出します。すると、そのエンドトキシンが脳に運ばれてうつ病になったり、皮膚から排泄しようとしてアトピーの痒みを悪化させたりするのです。

アトピーの人のおならは臭い

アトピーの人のおならは臭くないですか。本来、おならはそんなにも臭くないものです。しかし、毎日摂る食べ物が悪いので、悪玉菌に餌を与えて毒を吐き出させるように仕向けているから、おならが臭くなるのです。便の色は、こげ茶色から黒に近くないですか。本来の色は、やや黄色いはずですよ。

あなたが、これ以上痒くなりたくないのなら、肉や魚も含めて控えめにしましょう。

また、肉や魚には、成長ホルモンや抗生物質が含まれていて、身体の免疫を根底から壊す働きがあります。

アトピーが治り、健康な人の身体と同じになれば、肉や魚の摂取のことをあまり厳密に考えなくてもいいのですが、アトピーの人は皮膚が壊れているために、ほんのわずかな量の抗生物質でも身体が反応をして、痒みやジュクジュク状態を引き起こしてしまうのです。

8　ストレスは痒みの菌とヒスタミンの両方で悪化

アトピーの人は幼児期に特別な条件の下で食べ物を消化できなかったことがある

黄色ブドウ球菌、連鎖球菌が繁殖したアトピーの人の表皮には、それを殺そうとして免疫細胞が集まってきます。

マクロファージが、これをまず食べ、破壊の仕方を次のヘルパーT細胞にリレーで伝えます。さらに、B細胞に伝わった段階で、B細胞が手裏剣をどんどん別の黄色ブドウ球菌に打ち込みます。それを見たNK細胞やTh1というものが、最終的に黄色ブドウ球菌にインターフェロンというとても強力なミサイルを撃ち込み破壊していきます。

アトピーの人は、幼いときに何らかの特別な条件の下で、食べ物を消化できなかったことがあるからです。未消化の食べ物が血液中に入り、身体の免疫細胞群がこれを破壊したとき、これを身体に入ってきた毒だとみなします。あるいは、有害菌とみなし、将来同じものが入ってくると、これをアレルギー物質としてみなすように記憶していきます。それが、目印としてIgEというものをつくっ

【図表８　ヒスタミンが飛び散るまでの流れ】

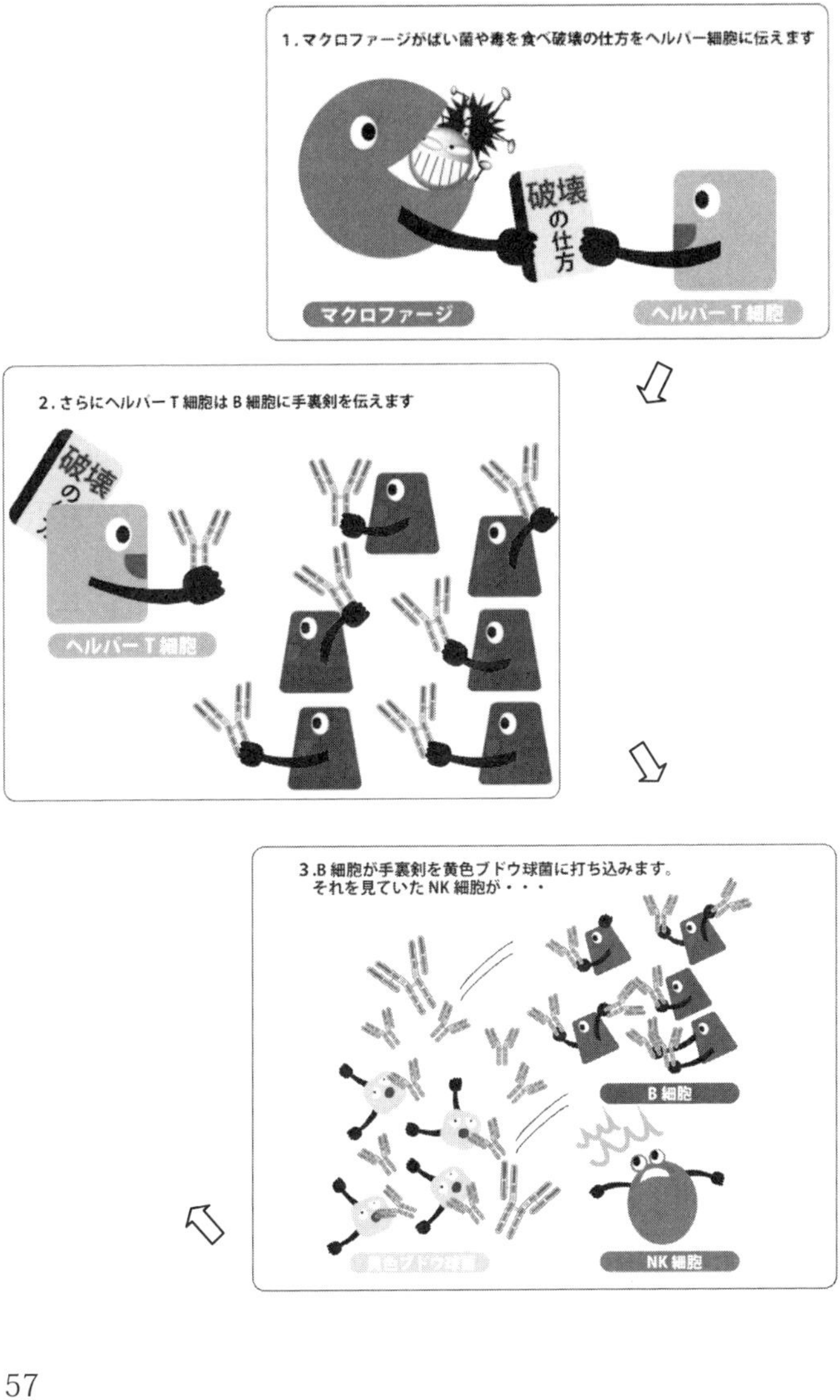

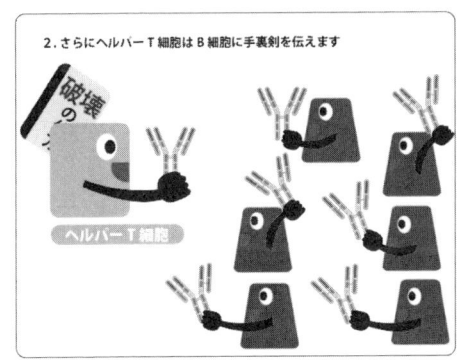

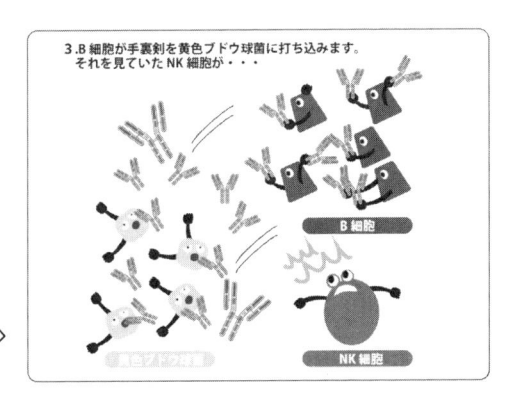

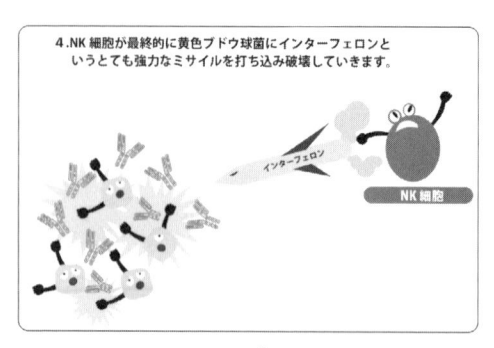

4.NK細胞が最終的に黄色ブドウ球菌にインターフェロンと
いうとても強力なミサイルを打ち込み破壊していきます。
インターフェロン
NK細胞

5.

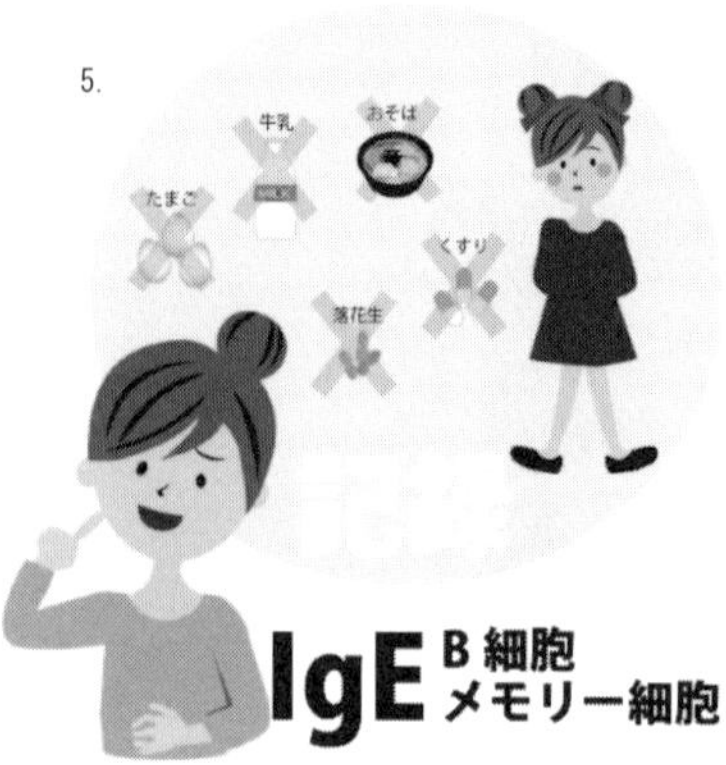
おそば
牛乳
たまご
くすり
落花生
IgE
B細胞
メモリー細胞

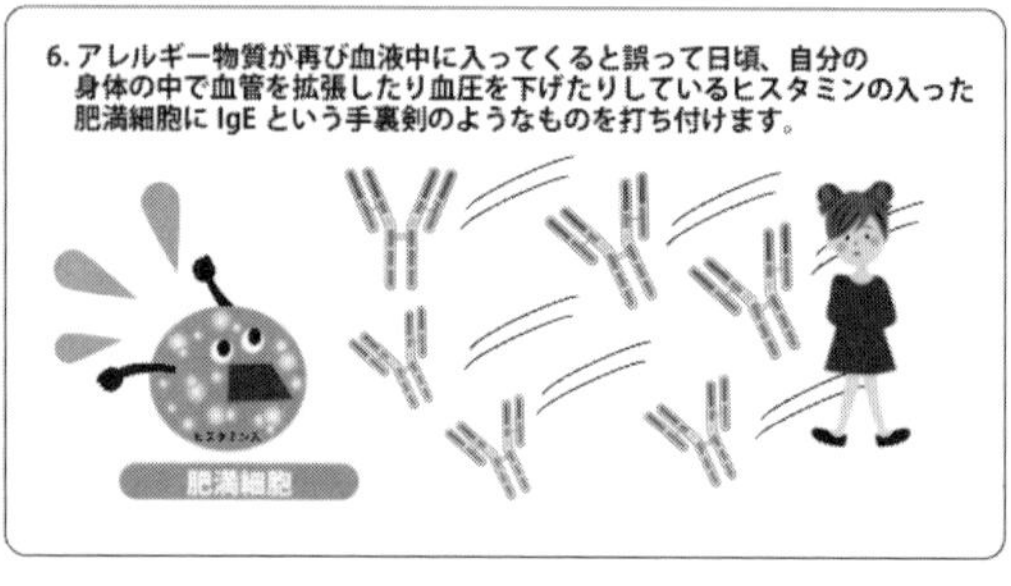
6.アレルギー物質が再び血液中に入ってくると誤って日頃、自分の
身体の中で血管を拡張したり血圧を下げたりしているヒスタミンの入った
肥満細胞にIgEという手裏剣のようなものを打ち付けます。
肥満細胞

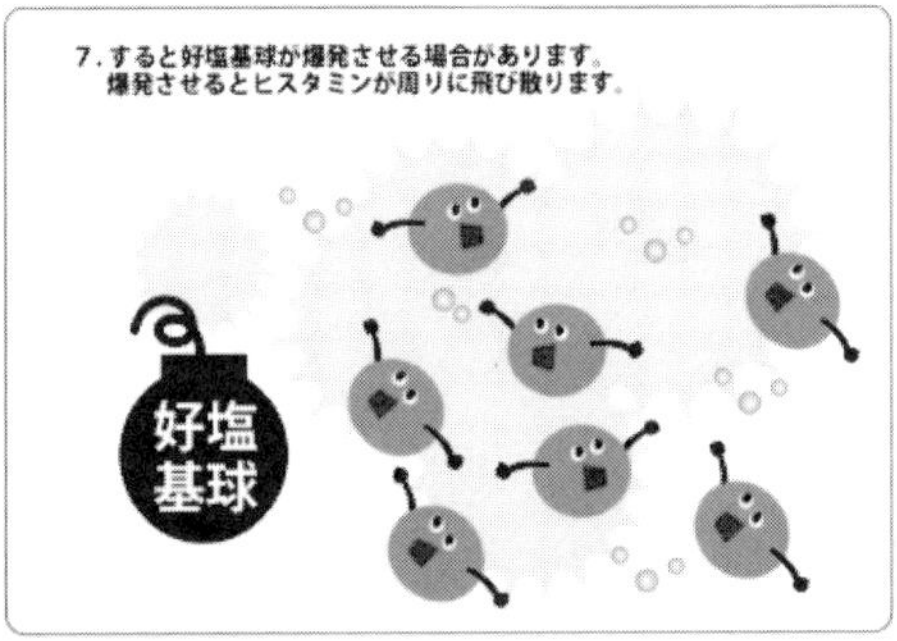
7. すると好塩基球が爆発させる場合があります。
爆発させるとヒスタミンが周りに飛び散ります。
好塩基球

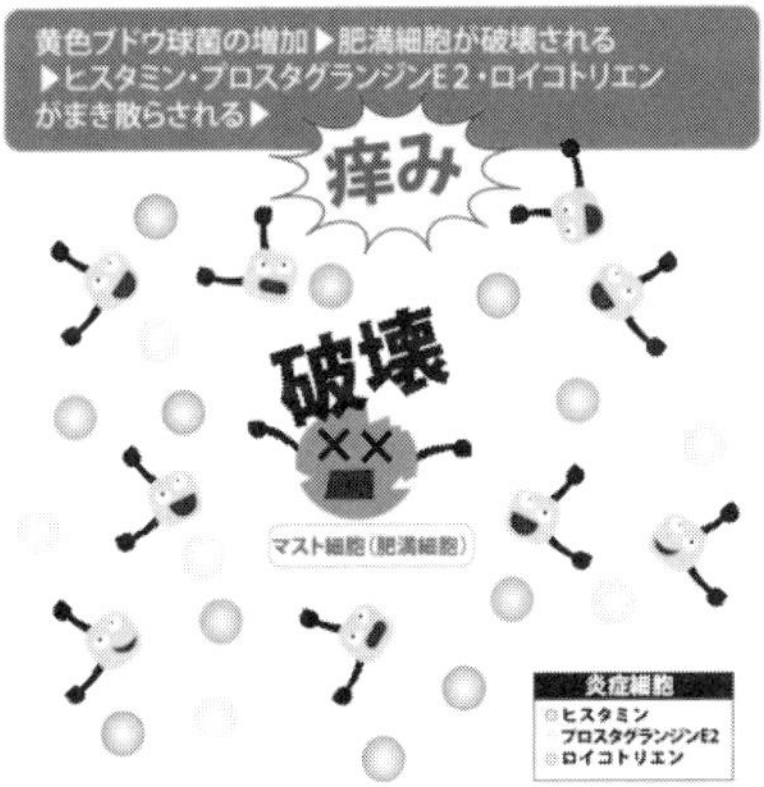
黄色ブドウ球菌の増加▶肥満細胞が破壊される
▶ヒスタミン・プロスタグランジンE2・ロイコトリエン
がまき散らされる▶
痒み
破壊
マスト細胞（肥満細胞）
炎症細胞
ヒスタミン
プロスタグランジンE2
ロイコトリエン

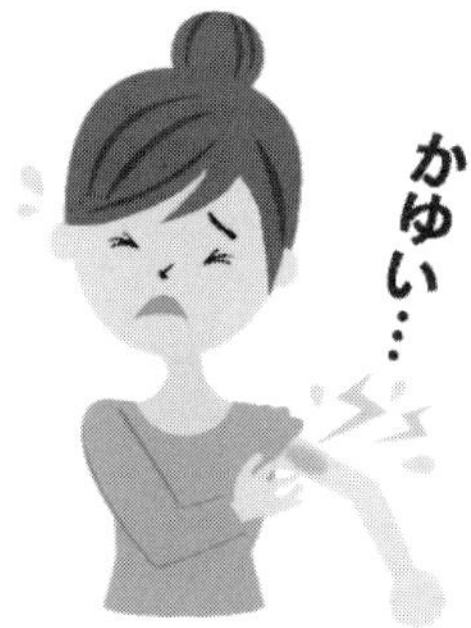
かゆい…

て記憶しておきます。

ところが、この物質が再び血液中に入ってくると、誤って日頃自分の体の中で血管を拡張したり、血圧を下げたりしているヒスタミンの入った肥満細胞にIgEという手裏剣のようなものを打ちつけ、それを好塩基球が爆発させる場合があります。そうするとヒスタミンが周りに飛び散ります。

これらの一連の流れは、図表8のようになります。

痒みが起こるメカニズム

ヒスタミンは、都市ガスのように家庭で必要量だけ使えれば、人にとって役に立ちます。ですから、ヒスタミンは、肥満細胞の中に閉じ込められていて、少しずつ制限しながら使われています。

ところが、ガスタンクが爆発すると周りに大きな被害が出るように、肥満細胞が破壊されるとヒスタミンが一気に放出されて、周りにとって多過ぎるために痒みや痛みが起こってきます。

アレルギー物質が、再び身体に入ってくると、記憶したメモリー細胞が、他の細胞に伝え昔の殺し方を教えます。これが繰り返し起こるので、同じように肥満細胞が破壊されて痒み、痛み、呼吸困難などが起きます。これが、痒みが起こるメカニズムの1つになっています。

ストレスとの関わり

では、ストレスとの関わりについてお話しましょう。

人は、生まれたときは、何のストレスも感じていません。

ただ、大きな音と…にだけ恐怖を感じますが、生まれたばかりの赤ちゃんは、母親が母乳を与えてくれて、十分に眠れて、おしめを適当に交換してくれたら、ストレスを感じることはありません。

ところが、成長し出して、兄弟同士でおもちゃの取り合いをしたり、保育園や小学校でケンカをしたり、いじめられたりという経験をすると、大きなストレスを少しずつ感じ出します。これが、どのようにアトピーの症状に影響しているのでしょうか。ストレスとは何でしょうか。

短期のストレス

人は、目や耳を使い常に自分の周りの環境に注意を払い、周りの環境が自分の敵として襲ってこないかどうかを見ています。

つまり、道を歩いているとき、自分に向かってくる人、あるいは自分のほうを見ている人が、敵かそうでないのかを判断するために、その情報を大脳に伝えています。その結果によって、逃げ出すべきか、その敵と戦うべきかを判断しています。

デパートの地下街や混雑した駅で、たくさんの人とすれ違うとき、自分で意識していなくても、常に脳が働きこの判断を行っています。

この複雑なアルゴリズム（フローチャートのように、問題を解くための手順を定式化した形）の処理が、人ごみを歩くとどっと疲れさせる理由です。

将棋をやる棋士の人々は、勝負をしている間は、脳だけを使って座っているだけで身体を全く動かさないのに、数時間後には数キロ痩せる場合があると聞いたことがあります。

大脳で判断した情報は、脳の真ん中にある視床下部に伝わります。その情報から、戦うか、逃げる必要があるのか、その必要がないのか判断をします。もし、その必要があるなら、腎臓の上にある副腎髄質に情報（脳からのノルアドレナリンという内分泌液）を伝え、そこでアドレナリンをつくり出します。

そして、アドレナリンが出ると、「火事場の馬鹿力」といわれるように、血圧を高め、筋肉を収縮させ、いつでも戦える状態、または、逃げ出せる準備に入ります。

つまり、「ケンカ」をするか「逃げ出すか」を判断しています。これを、短期のストレスと言っています。

長期のストレス

ところが、長期のストレスでは、大脳から視床下部に伝わった情報が、すぐ下の脳下垂体の前葉の部分に伝わります。そこから、副腎の髄質でなく、外側の副腎皮質に伝わります。

そして、ここで「コルチゾール」という化学物質がつくられ、放出されます。

毎回、自分にとって嫌なことが繰り返し起こっている状態、つまり、戦うことも、逃げ出すこともできない状態が続いている―これが長期のストレスとなります。

学校でのいじめ、会社での上司からの叱責やお客様からの苦情がストレスになります。

しかし、学校や会社は、そう簡単に辞められません。それをすると人生があまりにも大きく変わり、自分では次のステップで何をしたらいいのかわからないからです。

自分の力では嫌なことから簡単に逃れられない。ですから、長期のストレスとなっているのです。

【図表９　線維芽細胞】

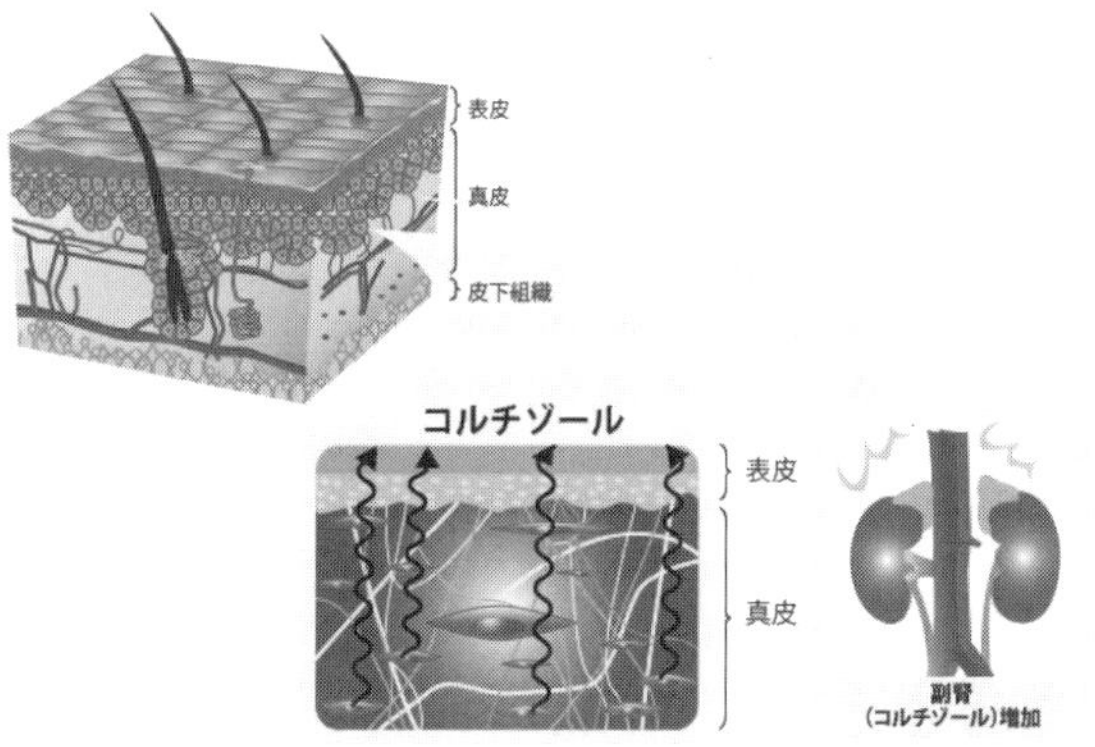

ストレス物質のコルチゾール

このコルチゾールは、ストレス物質として科学者の間でよく知られています。主な特徴は、自分自身の「免疫細胞を破壊しろ」と命令を下すことです。

つまり、アトピーの人がストレスをためると免疫細胞が減るので、黄色ブドウ球菌などを殺す量が減り、痒みが増すことになります。

ここで問題となるのは、このコルチゾールをつくり出すところが、副腎だけでなく、皮膚の「表皮細胞」や真皮の中にあって、新しい細胞をつくり出す「線維芽細胞」（図表９参照）にも存在することです。また、肝臓にもあり、血液に乗って全身に情報が行き渡ります。

血液に乗って皮膚表面まで来たコルチゾールは、皮膚にあるコルチゾールを製造して放出する部分で、さらに濃度を濃くしています。ですから、皮膚では、半端でない量のコルチゾールが出てきます。つまり、学校や職場で嫌なことがあると、また家庭で面白くないことが起こると、この情報が副腎以外の皮膚表面で痒みの素を大量につくり出していくのです。

アトピーの人にとって痒みの発生源である皮膚で、どんどんコルチゾールがつくられ、自分の免疫細胞が破壊されるので、黄色ブドウ球菌が好き勝手放題に増え始めて痒みが増してくるのです。

さらに、免疫細胞が狂い出すので、肥満細胞（マスト細胞）が破壊されて、それに含まれるヒスタミンやロイコトリエン、他の炎症物質であるプロスタグランジンE2までもが、一気に周りにまき散らされることになり、痒みがこれでもかという勢いで襲ってくるのです。

泣きっ面に蜂とはこれのことです。2重、3重の痒みが全身に走ることになって、アトピーがどんどん悪化してきます。そうすると、引っ掻き傷で全身が血だらけの状態になる図式が出来上がってきます（図表10参照）。

【図表10　ストレスからくる
アトピーのかゆみ】

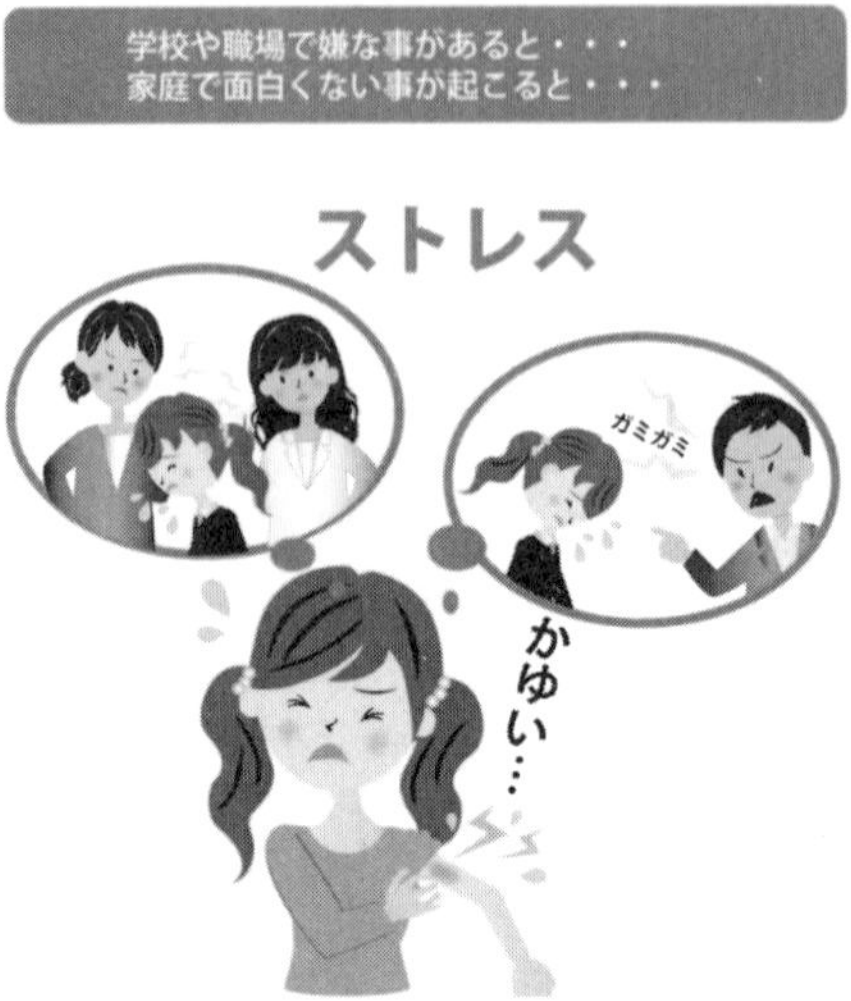
学校や職場で嫌な事があると・・・
家庭で面白くない事が起こると・・・
ストレス
ガミガミ
かゆい…

第2章　大人のアトピーの原因は《原因編2》

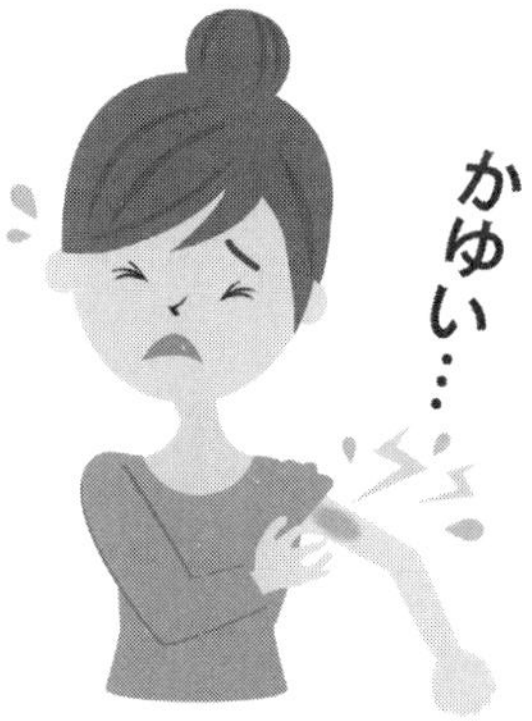

1　植物油がこんなにも悪いとは、なぜ誰も教えてくれなかったのか

癌などの成人病の最も大きな原因はフライパン料理だった

現代の世の中、どこを向いても油料理と油のお菓子で溢れています。10代、20代の若い人が料理をつくると、必ずフライパンを使います。ということは、必ず油を使った料理になるわけです。

油料理は、熱々で美味しく、誰がつくってもほぼ上手くいきます。また、誰が食べてもおいしいと言ってくれます。ところが、天ぷらを除く日本料理のように、フライパンを使わない料理は、出し汁を取り、下ごしらえに時間がかかり、一生懸命にやった割には、よほど腕がよくないと美味しいとは言ってもらえません。

そういう理由から、毎日フライパンを使って料理をしている家庭が多いのではないのでしょうか。戦前には、フライパンなど持っている家はほとんどありませんでした。その存在すら知らなかったのです。日本人は、油の摂取が少ないという理由で、戦後すぐに役所の役人が、全国を廻ってフライパン運動を繰り広げ、各家庭にフライパンを置き、毎日油料理を食べるようにすすめました。そのおかげで、今はフライパンのない家は、ほとんどありません。

戦後、フライパンを使うようになって、日本人は油を摂取するようになりました。1日に10g以

【図表11　日本人の油の摂取量の推移】

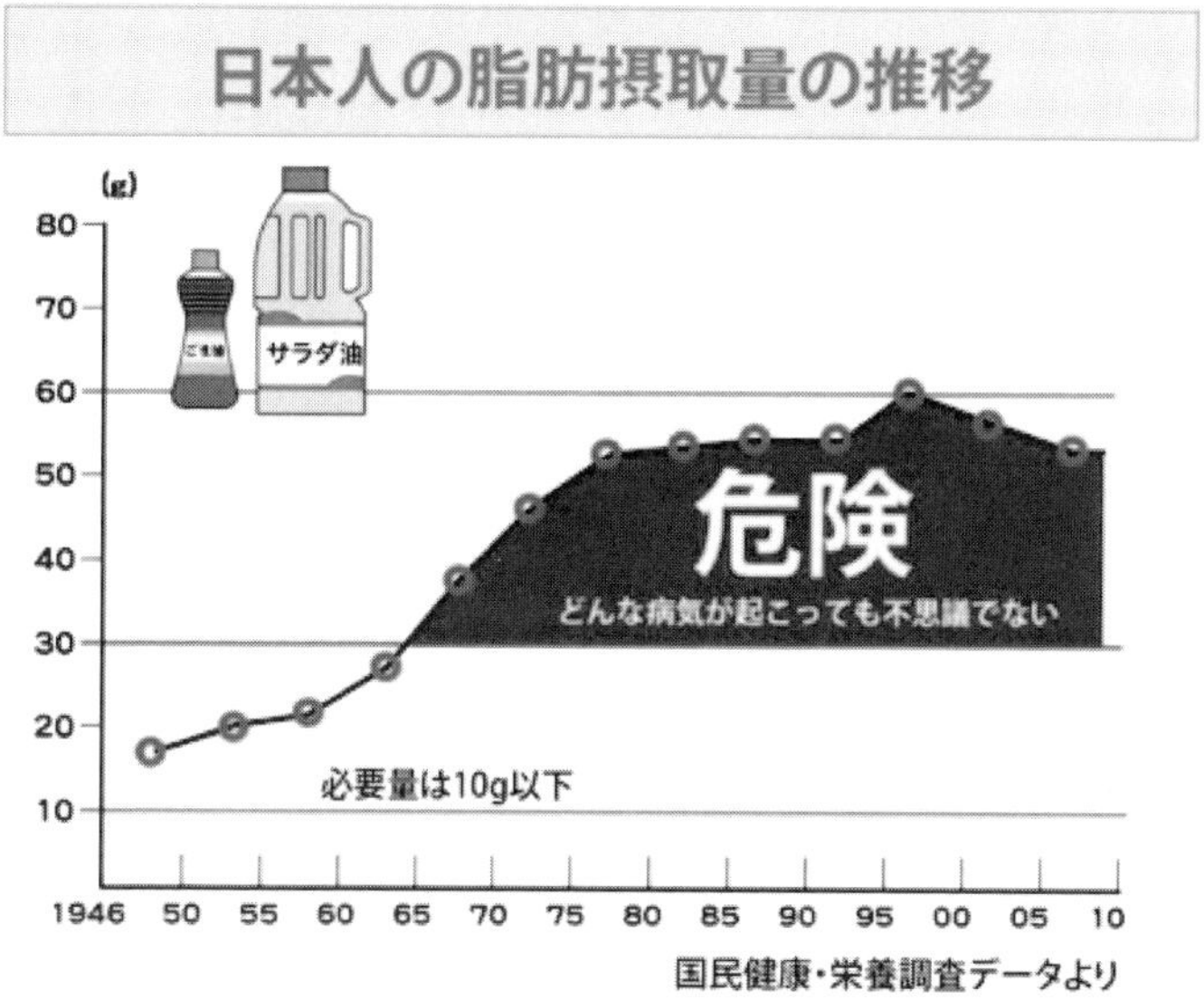

下の摂取量では、何も問題は起こりませんでした。昭和40年代、つまり東京オリンピックが終わった翌年の１９６５年以降、フライパン運動のためにどんどん油の消費が増えていきました。日本人の１日の摂取量が、オリンピックの年に30ｇを超えました。「30ｇを超えると何が起こるかわからない」と科学者の間でいわれてきました。

そして、今やその２倍にあたる60ｇを超えています。癌などの成人病の最も大きな原因は、このフライバン料理だったのです（図表11）。

ベンジャミン・スポックのすすめる離乳食に当てはまらなかった人でも、大人になってから突然アトピーや花粉症が発症することがあります。また、癌で苦しんでいる人が多くいます。その原因が油だったのです。
それでは、油の何が悪いのでしょうか。

リノール酸が大きな問題

油業界は、「動物性の油は太るから、植物性がいいですよ」と言ってマーガリンなどをすすめています。多くの人々は、野菜や果物の植物は、動物性の食品よりいいから、植物油も身体にいいと思い込んでいます。油を理解するには、油の成分を知らなくては何が悪いのかわからないので、ここで説明しておきましょう。

植物性の油《あぶら》も動物性の脂《あぶら》も、大きく分けて4つの成分からできているといえます。リノール酸（ω－6）、α－リノレン酸（ω－3）、オレイン酸（ω－9）、パルミチン酸など（飽和脂肪）から成り立っています。

この中のリノール酸が、実は大きな問題になってきます。リノール酸、その物は毒でも何でもありません。しかし、身体に入れると、アラキドン酸という物質に変わり、さらにアトピーの痒み、花粉症の鼻や咳《せき》や眼の痒みの炎症物質（プロスタグランジンE2）に変わっていきます。

このプロスタグランジンE2が、各細胞に炎症を起こさせて、癌の素になったり、花粉症を引き起こさせたり、脳梗塞や心筋梗塞を起こさせる原因となってきます。

これが、「30gを超えた油の摂取は、何が起こるかわからない」と科学者が言っていることなのです。

ここまで読んでもピンとこない人が多いと思いますので、もっと具体的に述べていきましょう。

天ぷら油、サラダ油は、大豆油でつくられていますが、そのうちの50％が体内で毒に変わるリノール酸を含んでいます。他の植物油でも40～80％がリノール酸を含んでいます。

植物性の油の中でもオリーブオイルは、例外的にリノール酸が少なく、8～12％ほどしか含まれていません。さらに、抗酸化物質を含んでいるので、動物性の油に劣らず悪くはないでしょう

多くの人が植物油は健康によいと思い込んでしまっている

動物脂は、リノール酸が2～10％程度しか含まれておらず、危険性が非常に少ないのです。

あなたは、植物油が健康によいと、学校で習いましたか。広告では、「植物油で健康になれるとは言っていません」が、植物油の広告の中で「健康、健康」という言葉が頻繁に使われているので、多くの人が「植物油は、健康によいようだ」と思い込んでしまっているのです。

実際は、植物油が含む成分は、健康になれる成分が入っている商品ではないということを知ってください。

また、油業界は、油をもっと多く消費させようとして、リノール酸が必要量の平均で6倍以上も摂られているのに、「必須脂肪酸」という言葉を使い、「あなたは油が不足していますよ」と思い込ませる広告を出しています。

欧米では、オリーブオイルの値段が日本ほど高くないので、一般的にオリーブオイルが使われていて、日本人ほどリノール酸の油による健康被害が出ていません。

普通の植物油よりも恐ろしいものがある

植物油が怖いといいましたが、普通の植物油よりも恐ろしいものがあります。人間が植物油を使ってさらに悪くつくり上げた人工の油です。

これが、まさに添加物や化学物質そのもので、みなさんが安心だ、健康だと思って買っているマーガリン、ショートニング、ファットスプレッドなのです。

これらを原料として最も使っているのが、市販のパンです。また、洋菓子、一部の和菓子にも使われています。その使用の表示には、マーガリン等と書かないで、加工油脂と表示しているものが多いのです。この人工の油には、トランス脂肪というものが多く含まれます。

このトランス脂肪は、プラスチックと同じ化学構造式をしていて、5年間放置しておいても、ホコリはかぶりますが、ゴキブリも食べない、カビも生えてこないという代物です。

また、プラスチックと同じなので、古くなると割れてきます。この油が自分の血管の細胞膜をつくりますから、古い血管は破れて出血を起こすことになります。

これが脳で起ると脳血管障害、心臓の動脈で起こると心疾患と呼ばれ、病名の違いがあってもどちらも命取りになります。

パンやお菓子の業界は95％くらいの製品に正々堂々と加工油脂を使っている

人類は、バターの値段が高いので、１９０１年に代用として植物油からマーガリンをつくりました。このときから、それまで人類には存在しなかった、大腸が常に下痢を起こす「クローン病」が起こってきました。

オランダをはじめとして欧米では、２０００年頃から、加工油脂が危険なので販売禁止にしている国が多くあります。また、これを使ったニューヨークのレストランは、営業停止となります。しかし、日本人は、欧米人ほどパンなどを消費しないということで、いまだに野放しで、パンやお菓子の業界はこれをいいことに、95％くらいの製品に正々堂々と加工油脂を使っています。

また、バターは、値段が高いという理由から、マーガリンに比べてその消費は極々少ないのが現状です。マーガリンを買って食べている人は、そのせいで自分が癌や脳梗塞や心臓疾患、アトピーなどになるとは思ってもいないでしょう。

アトピーは、すぐに死に至る病気ではないのですが、重大な病気が加工油脂によって引き起こされるのであれば、日本も欧米のようにその販売を禁止すべきだと考えます。もし、あなたが花粉症の症状をお持ちなら、炎症物質が原因なので植物性の油の摂り過ぎといえます。

アトピーから早くよくなりたいと思うのなら多くの食品を見直すべき

もし、アトピーから早くよくなりたいと思うのなら、スナック菓子も含めて、多くの食品を見直すべきです。いくら家でオリーブオイルを使うようにしても、外食（ほぼ植物油を使用）が多い人やインスタント・ラーメン、スナック菓子（油で揚げていて、油が酸化している）を食べている人は、アトピーが悪化するか、大人になってから、新たにアトピーが発生する可能性があります。

現在、植物油を使っている人に嬉しいお知らせがあります。「加工油脂をリノール酸の少ないバターに変えると、母乳中のリノール酸の割合はすぐに減って、1週間で10％を切ります」という科学的な発表がありました。

このように、きょうからでも改めれば、身体はすぐによい方向に反応を示すのです。油料理を減らし、油を使うときには植物油でなくラードなどの動物油脂に替える、さらに植物油を使わざるを得ないなら、せめてオリーブオイルに変えることをおすすめします。

また、外食は、油を使用していない料理を注文するように心がければ、短期のうちに皮膚の痒みが消え、皮膚がきれいに戻ります。

加工油脂＝トランス脂肪（ショートニング、マーガリン）が使われている食品

多くの食品にトランス脂肪（ショートニング、マーガリン）が使われていることを知っていましたか。

【図表12　トランス脂肪（ショートニング、マーガリン）が使われている食品】

・カップ麺

・レトルトのカレー
・レトルトのパスタソース
・レトルトの親子丼
・レトルトのたまご丼
・カレーのルー
・シチューやハヤシライスのルー
・即席スープ
・カロリーメイト
・ほとんどの市販のパン
・ほとんどのお菓子（和菓子、洋菓子の区別なく使用）

食生活をいっきに変えて「アトピーとさようなら」をするのか、決めるのはあなた

アトピーの人が、市販のパンを買って食べることはおすすめしません。トランス脂肪である加工油脂がたっぷりと使われているので、アトピーの悪化は免れないからです。

もし、パンが食べたいのなら、自分でつくるか、パン屋さんで入っていないことを確認してから買うか、また、昔ながらのラードを使っているパンを買うか、もしくは、油を一切使っていないパンを食べるのでしたら、悪化はしません。

ここまで悪い食品が市場に出回っていることを知ると、「食べる物がなくなってしまう」と思う人も多いでしょう。

このままの食生活を続けていてアトピーのままで我慢するのか、それとも食生活をいっきに変えて「アトピーとさようなら」をするのか、決めるのはあなたです。あなたの痒みの将来は、あなたの食べる選択にかかっているのです。

2 外食でどうしてアトピーが悪化するの

1人前のできた惣菜の落とし穴

1人暮らしの人にとって、1人前の少量の料理をつくるのは大変で、多めにつくり過ぎてしまうことも多いのではないでしょうか。つくり過ぎて次の食事に廻したり、いっぱい食べ過ぎたり、捨てたりすることも頻繁にあることでしょう。

そこで、今は、スーパーなどで、1人前の惣菜が多く売られています。このほうが節約にもなるし、食べ過ぎることもないし、めでたし、めでたしとつい思い込みがちですが、ここに落とし穴があります。

ビタミンB1、B2の不足

外食をすると、カレー、ラーメン、牛丼、焼き肉、焼きそばなどを注文しがちです。また、家で食べる食事でも、これらを頻繁に食べている人が多くいます。

これにジュースの入ったペット飲料、コーヒーやお茶などの缶飲料とスナック菓子を繰り返し毎日食べ、自分の胃を満たしている1人暮らしの人は、決まってビタミンB1、B2の不足になるという報告があります。

デパートやスーパーの惣菜コーナーで買ってきたもの、コンビニのお弁当、ファミレス、居酒屋チェーンで出される料理等に使われている野菜は、工場で一括してつくられていますが、このときに必要以上に何回も洗われています。さらに、野菜の栄養が残っている煮汁は、すべて捨てられています。そして、改めて、化学調味料や保存量・酸化防止剤のたっぷり入った煮汁で煮直します。

通常、家庭で水でさっと洗う料理法でも、ビタミンB1は水に30～50％も洗い流されてしまいます。それなのに、何度も洗われたのでは、どれだけ残っているのかわかりません。

特に、アトピーのみなさんに関係のあるビタミンB2ですが、水に溶けづらく、加熱ではわずか10～20％の損失にとどまりますが、光に当てると2時間で70％近くも失われてしまいます。

調理をしてから、店頭などに何時間も置いておくと、全くビタミンB2がなくなっているとも考えられます。これが不足すると、皮膚の粘膜を痛めアトピーをさらに悪化させます。

1人暮らしで、外食が多く、前記の物を繰り返し食べているアトピーのみなさんは、また肉や魚などの脂肪分の多い肉や揚げ物が好きという人が多いようです。

それでなくても日頃の食生活でビタミンB2が不足しているのに、油で揚げた物の分解にもビタミンB2が多く使われてしまうので、益々皮膚炎がひどくなります。

これらの人の食事は、悪玉菌を多くつくり、皮膚のビタミンであるビオチンやビタミンB2をつくり出す善玉菌をどんどん減らしているので、痒みが消えないのです。

簡単に食べられる物を買うのではなく、自分でつくる料理をしてはいかが

1人暮らしの人向けに、今や、スーパー、デパートの地下街、コンビニでも、カットしてそのまま食べられる野菜が売られています。

切るのが面倒、つくるのが面倒な1人暮らしの人や手抜きをしたい人にはぴったりで、よく売れています。

野菜は、包丁で切るために鉄イオンが残り、酸化しやすく、2、3時間で切り口からカビが生えて黒ずんできます。これをそのまま店頭に並べておくと売れないので、次亜塩素酸ナトリウムの液につけると、不思議なことにすべてのカビや菌が死滅してしまいます。ですから、何時間置いても切り口が黒くなりません。

しかし、プールの消毒液として使われる次亜塩素酸ナトリウムは、胃酸と反応すると塩素ガスが発生し、発がん性物質になるともいわれています。

また、アメリカでも、よくサラダバーに置いてある野菜サラダを食べると、必ずお腹が痛くなる、または喘息がひどくなるということを頻繁に聞きました。

４人に１人が今やアトピーを持っているといわれ、１９７０年以降に生まれた人たちが成人になり、子供を育て、その子供たちまでがアトピーになっている現在、これらの人たちが店頭に並ぶカットされた野菜を摂り込めば、さらにアトピーや喘息が悪化するのは目に見えています。

あなたが、もしアトピーの症状を持っているなら、このような簡単に食べられる物を買うのではなく、自分でつくる料理をしてはどうでしょうか。

このような物をすぐに利用する人は、アトピーや喘息が悪化してステロイド軟膏のお世話になる図式ができてきます。

アトピーを改善するためには、皮膚の知識だけでは足りないというのは、こういうわけなのです。

3　チョコレートがまさかの原因

チョコレートに含まれる過剰の金属

子供だけでなく大人でも、チョコレートが大好きという人は多いでしょう。これでもかというくらいの種類のチョコレートを使ったお菓子が出回っていますが、これに警鐘を鳴らす科学者の声は少なく、「チョコレートを食べないように」と世間ではあまり言われていません。そして、その副作用について唱える人もあまりいません。

ミネラルという言葉をよく耳にしますが、意味をご存知ですか。

ミネラルは、動物や植物が身体でつくり出せないもので、土や土壌の成分である鉱物から成り立っています。タンパク質などの3大栄養素だけでは、身体の健康を100%引き出せません。そこにミネラルが加わって、初めてまともに体が動くのです。

みなさんが聞いたことがあるカルシウム、リン、イオウ、鉄、マグネシウム、亜鉛等は、身体にとって必要なものですが、いっきに体に入れると、中毒症状が出る場合があります。

チョコレート、タバコ、紅茶等多くの食品には、過剰の金属（この場合、あえてミネラルとは呼ばない）が含まれています。

また、缶ジュースや缶詰にも、缶から溶け出した金属が多く含まれています。特に、アルミ缶は危険です。身体には、全く不要なミネラル成分だからです。アルツハイマーなどの痴呆症《ちほうしょう》にも関係してきます。

アレルギー反応が起こりやすい代表的な金属「ニッケル」

アレルギー反応が起こりやすい代表的な金属として、「ニッケル」があります。紅茶、チョコレートは、ニッケルが多く含まれる食品です。

チョコレートであれば、1日に3枚程度を4日間食べると、かゆみや発疹が起こりやすく、ニッケルアレルギーと呼ばれるものが発生します。

つまり、いっきに多く摂り過ぎることで、急性中毒を起こしてしまいます。前記の1日3枚は、健康な人のデータです。アトピーの人は、もっと少ない量でもニッケルアレルギーを発症します。チョコレートには、ニッケル、スズ、銅、コバルト、亜鉛も含めて多くの種類の金属が含まれていて、その量も多いので、急性中毒を起こす可能性があるということです。

もし、毎日、チョコレートを食べると、皮膚炎だけでなく、確実に咳が止まらなくなります。

アメリカでは、毎年ハロウィーンに近所を回って集めてきたバケツ1杯ほどの大量のチョコレート（普通の日本人の1年分の消費量）を1週間以内に食べきるので、何日も寝込んでしまう人が多く発生しています。

また、ココア（ホットチョコレート）が、チョコレートと同じだと知らない日本人が多くいます。液体か固体かの違いで成分は同じです。

チョコレートは大部分が砂糖

チョコレートは、カカオ豆だけでつくられているわけでなく、大部分（70％前後）が砂糖です。この砂糖が痰《たん》をつくりやすく、喘息持ちの人の症状を悪化させます。

砂糖は、すべてが小腸から吸収されるわけではなく、大腸に行き、善玉菌だけでなく悪玉菌のエサにもなりやすいのです。

そのため、大腸内がどんどん中性に近づき、大腸内にいるカンジタ・アルビカンス（カビ）が増殖して、体の炎症物質であるプロスタグランジンE2をどんどんつくり出します。

この炎症物質が、大腸で水分と同時に吸収され、血液に乗って肺へ運ばれ、炎症を起こします。それが喘息です。

【図表13　チョコがアトピーを悪化させる】

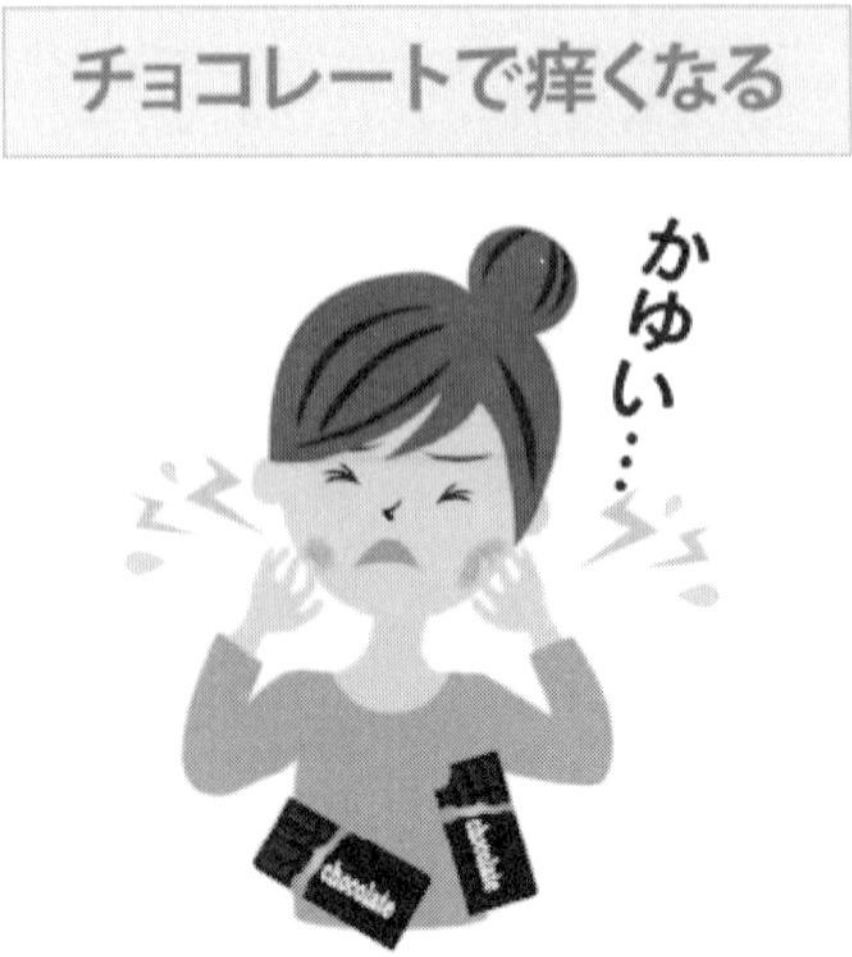

毎日、チョコレートを食べ続けることにより血糖値が上がり過ぎて、これを下げるために膵臓のインシュリンを頻繁に使うのでストレスとなり、副腎がどんどんコルチゾール(ストレス原因物質)を出します。

それが血液で皮膚に運ばれると、皮膚の線維芽細胞にある部分でさらにコルチゾールの濃度を高くします。

それによって、皮膚の周囲の免疫細胞が次々に破壊されていくので、皮膚を痒みから守ってくれている免疫細胞の数が減り、黄色ブドウ球菌や白癬菌のカビが増殖します。

また、皮膚の近くでコルチゾールが肥満細胞を破裂させて、ヒスタミン（痒みの原因物質）を放出させるのでアトピーをひどくさせます。

このコルチゾールがあるときには、皮膚が自分で新陳代謝をするためのヒアルロン酸、コラーゲン、エラスチンをつくらせないようにもしています。

さらに、大量の砂糖（甘いもの）を食べたことによって、砂糖の代謝に使われてしまうので、皮膚の代謝に必要なビタミンB1，B2、B6、パントテン酸、ビオチン、マグネシウムが不足してきます。特に、ビタミンB2（粘膜に関係），ビオチンの不足は、アトピーや喘息をひどくします。

砂糖だけではなく、食品の成分として表示してあるブドウ糖、麦芽糖、デキストリン、ソルビット（ソルビトール）、トレハロースと書かれた甘味成分も同じように作用します。

砂糖によって血液が酸性に傾き、それを中性に戻すために自分の骨を溶かすので、マグネシウムがどんどん不足してきます。

これによって、骨粗鬆症が起こります。それだけではなく、切れやすく、イライラするようになり、さらに心臓発作にもつながっていきます。

カフェインの禁断症状

また、チョコレートにはカフェインが大量に含まれるので、食べないと禁断症状が出ます。カフェインの禁断症状は、常習者が半日から１日カフェインを摂取しなかった場合、頭痛、気力減退、疲れ、不安過敏症、筋肉硬直、イライラ、吐き気、嘔吐、を起こします。

カフェインの体内での半減期は約3・5時間であり、カフェインを常用している人が摂取をやめた場合に起こる副作用は48時間後がピークとなり、たいてい3日から5日でおさまるとされています。

さらに、砂糖もカフェインと同じ中毒、禁断症状を起こさせます。

このように、チョコレートだけでなく、甘いものを毎日食べ続けていれば、咳が止まらなくなります。アトピーや喘息だけにとどまらず、最終的には死につながる病気に発展していきます。

砂糖は喘息などの病状を悪化させる要因物質のNo.2かNo.3と覚えておく必要があります。

ダニやカビに対していくら気をつけていても、これを食べているようでは、アトピーはよくなりません。

4　お風呂と温泉どっちが悪い

アトピーにかかっている人の皮膚

アトピーの人の皮膚は、カサカサかジュクジュクになっていますが、これはどのよう状態なのでしょうか。

アトピーにかかっているほとんどの人の皮膚は、表皮（0・2㎜）の上の層にあたる角質層（0・

０２㎜、10〜20層のパイ生地のような物）が崩れ出てしまっています。
パイ生地の層の間に入っている脂分のセラミッドも露出し、さらに最表面の油膜(０・０００５㎜)も完全になくなっています。（図表14参照）。

【図表14　皮膚の構造】

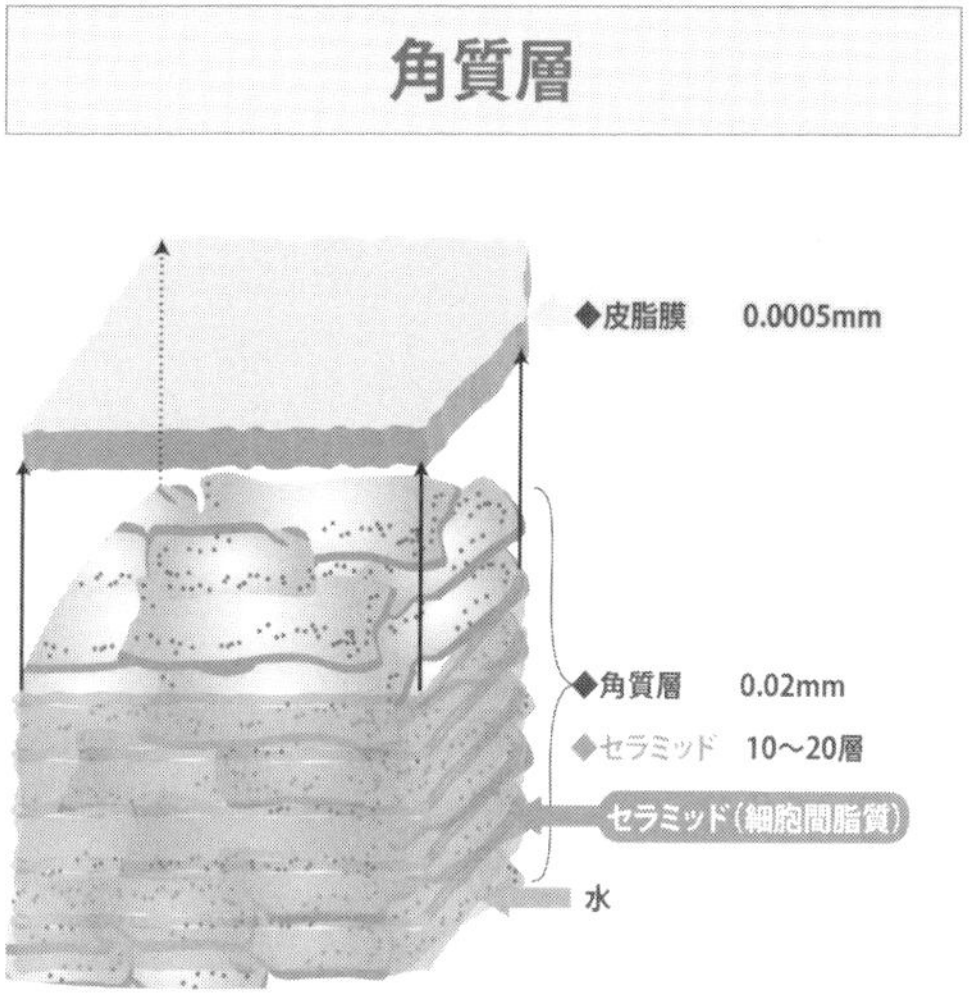

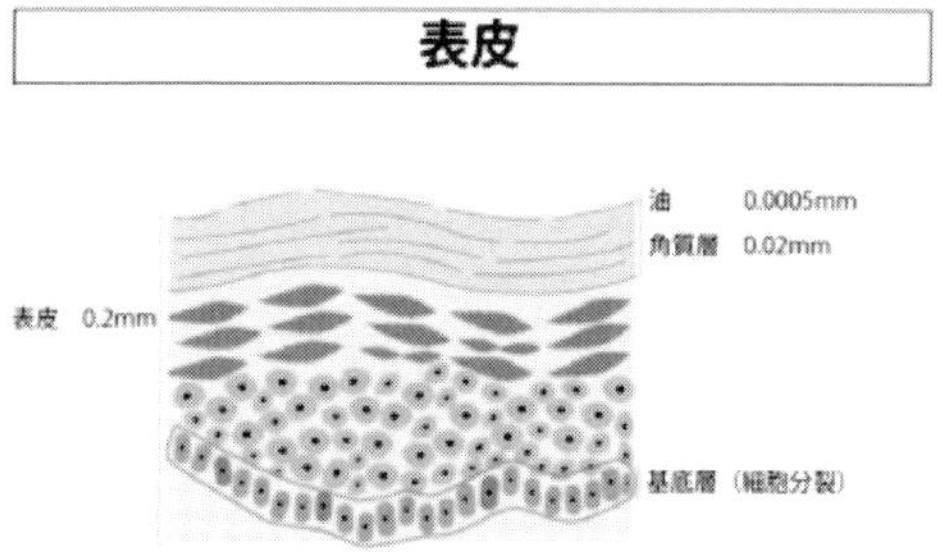

痒みをつくり出す仕組み

ですから、水に濡れたりすると、さらにその下の層にあたる真皮（２㎜）の部分にそのまま水が浸入しやすくなっています。

通常の健康な人の肌の表面には、ブドウ球菌がびっしり埋まっていて、外部からの水の侵入やその他の細菌や毒素が入ってくるのを防いでいます。

ところが、アトピーの人の表面では、健康な人の肌には少ない病気の原因となる黄色ブドウ球菌や連鎖球菌が１００倍から１、０００倍も繁殖しています。これらがうごめくだけでも、痒みにつながります。

特に、ジュクジュク状態の皮膚であれば、もっと多くの黄色ブドウ球菌がいます。これが、自分の免疫細胞と反応して痒みをつくり出しています。

温泉や銭湯ではレジオネラ菌が発生しないように次亜塩素酸を定期的に加えている

アトピーの人が温泉へ行って悪化したと時々耳にします。本当かなあと考えてみると、思い当たる節がありました。

温泉で涌き出ているお湯が、硫黄を含んでいる臭いお湯（卵の腐ったような臭い）であったり、ｐＨが非常に低いお湯であったりすればいいのですが、単純泉といわれる普通の水が温まっただけのお湯では、菌を十分に殺しきれないのが実態です。

すべてといっていいくらいに、どこの温泉地でも浴槽を洗うのが面倒なのと、人を雇うとお金がかかるという理由で、お湯は入れ替えても浴槽までは毎回洗わないのが普通です。また、浴槽にそのままのお湯を何か月も使っているところが多くあります。そうすると、レジオネラ菌が発生してきます。

お年寄りなどの免疫力の弱い人が、そんな温泉に入ると、肺炎で亡くなる場合があるので、レジオネラ菌が発生しないように、温泉や銭湯では次亜塩素酸を定期的に少しずつ加えているのが現状です。

次亜塩素酸は、菌を殺す働きがありますが、先ほど述べたアトピーの人の皮膚をさらにズタズタに破壊し、入浴後数時間で、黄色ブドウ球菌がいっぱいに広がるので、痒みが一層増してきます。

温泉でアトピーが悪化する場合がある

温泉の浴槽は、雑菌が繁殖しては次亜塩素酸で殺すという繰り返しで、菌はたとえ生きていなくてもその死骸がたくさんあり、近所の銭湯へ行くよりもアトピーが悪化する場合があります。

もし、温泉の浴場に入ったときに、プールでよくある鼻をつくような嫌な臭いがキツイと感じた場合、そこの温泉はお湯を入れ替えしていない温泉で、その代わりに次亜塩素酸をたっぷり入れてレジオネラ菌を殺していると考えてよいと思います。

このような所へ、湯治《とうじ》に行ってもよくなるどころか、かえってアトピーが悪化することがあるのはこのような理由からです。

アトピーのみなさんが温泉に行かれる場合は、事前によく調べてからにしてください。

これまでいろいろな温泉地に宿泊してきましたが、夜に浴槽のお湯を抜いてきれいにブラシで毎回洗っていた温泉は、たったの２軒だけでした。でも、いずれも宿泊費がとても高かったです。

安い温泉宿は、経費節減でお風呂も汚く、アトピーの改善には向いていないかも……。

自宅のお風呂

では、自宅のお風呂は、まだましなのかという疑問が出てきます。

以前、自分の子供のアトピーがひどかったとき、お風呂でシャワーをかけると、とても痛そうに泣くので、どうしてかと調べると、水道水が原因とわかりました。

そこで、井戸水の配管をお風呂につないでもらい、井戸水を沸かしたシャワーをかけるようにしました。そうすると、泣かないでシャワーを気持ちよく浴びることができるようになりました。それ以来、子供はお風呂に入るのを嫌がることはありませんでした。

では、水道水の何が悪いのでしょうか。

水道水は、もともと川の水を使いますが、中に何が入っているのかわかりません。泥やごみは取り除かれていても、細菌が残っていると飲んだ人が病気になってしまうので、水道局はこの菌を殺すために、塩素ガスを加えています。

これが、水と反応をすると、塩酸と次亜塩素酸ができます。

Cl_2（塩素）＋H_2O（水）→HCl（塩酸）＋HClO（次亜塩素酸）

次亜塩素酸

この次亜塩素酸は、強い酸化力を持ち、接触した物質の分子構造を断ち切ります。つまり、次亜塩素酸の酸化作用によって、皮膚のタンパク質などが破壊されるのです。アトピーの人の肌は、建設中の屋根のように角質層などが完成していなく、油分も表面に行き渡っていません。そこに雨が降ってくるとどうなるでしょうか。

真皮の中まで水が染み込んでくるのですが、次亜塩素酸を含んだシャワーをあてると、できたばかりの皮膚のたんぱく質を破壊していくので、痛みが伴っていたということです。

傷がまだ癒《い》えていないうちに傷口を破壊する行為をしているようなもので、いつまでたっても治らないし、もっと悪化する場合があります。これなら、お風呂に入らないほうが、よほど治りが早いといえます。アトピーの人は、これの繰り返しで、いつまでたってもよくならないといえます。

汲《く》み置きの水やお湯は痛みを伴わない

汲み置きの水やお湯だと、塩素（カルキ）が抜けて、次亜塩素酸も入っていないので、同じように身体にかけても皮膚を破壊しませんから、痛みを伴いません。

温泉のお湯も次亜塩素酸さえなければ問題ないのですが、古いお湯には必ず肺炎を引き起こすレジオネラ菌が繁殖しているために、お風呂の管理者は事故が起きないように、どんどん次亜塩素酸を入れているわけです。

事前に電話で問合せをしてからホテルなどを選ぶ

温泉が、アトピーを持っているすべての人に効くのかという保証はありません。お湯に含まれる成分や次亜塩素酸ナトリウムの量にもよるからです。ただ、温めると冷えが抜けるので、よくなるのは事実です。

事前に電話で問合せをしてからホテルなどを選ばれたらどうでしょうか。

5　虫歯が原因でアトピーが起こるとは

歯の詰め物の歯科用水銀アマルガム

虫歯になったら治療を受けますが、その治療の仕方次第では、あなたがアトピーになっている可能性があります。

虫歯の治療に使われている原料で、「アマルガム」というものがあります。アマルガムとは、「歯科用水銀アマルガム」の略で、主に虫歯治療のため、歯に充填《じゅうてん》される歯の詰め物のことです。

70年代にピークとなり、近年では使用量が減少してきていますが、保険が効いて安く、簡単に固まり、治療がしやすいという理由で、ほとんどの歯科医が水銀アマルガムを虫歯の治療に使ってきました。

これのどこが悪いのでしょうか。


危険なのはアマルガムが口の中で劣化し腐食し続けるから

アマルガムの組成は、銀・スズ・銅・亜鉛も含みますが、水銀が全体の約50％にも及びます。人体にとって危険なのは、アマルガムが口の中で劣化し、腐食し続けるからです。

多くの人が、ミネラル（金属）が大切と騒いでいますが、ヒ素、鉛、アルミニウム、カドミユム、水銀などの金属は、身体に全く必要がないミネラルで、体内では毒となります。

また、いくらミネラルが必要だといっても、いっきに大量にミネラル成分を摂ると、すべてのミネラルは毒となります。

アマルガムは、虫歯治療のとき、簡単に固まりますが、その一方で熱いコーヒーや熱いお茶を飲むと簡単に溶け出します。

また、アマルガムが腐食するのは、唾液が電解液として作用するからです。その他に、果物・野菜・コーヒー・お茶、酢の物、お寿司などの酸も、化学反応を引き起こす要因となります。

ある研究によると、歯科治療に使用したアマルガムは、３年以内に劣化の兆候を示し、10年後には平均して総重量の約73％が減少すると報告されています。この消えた73％はどこへ行くのでしょうか。

これらは、水銀の粒子や水銀の蒸気が体内に流出し、自覚のないままに吸収され、腎臓、肝臓、脳などに蓄積されていきます。

イオン化した水銀化合物が体内に入り、蛋白質と結合すると、それによって様々な過剰反応が引き起こされることになります。

アトピーのような皮膚の炎症や、手のひらや足の裏などに掌蹠膿疱症《しょうせきのうほうしょう》という水泡状の湿疹が繰り返し現れたりします。

また、アマルガムは物を噛んだりして摩擦が生じた際に、その熱で水銀を含んだ蒸気を発生するともいわれます。そして、その蒸発した水銀の蒸気を吸い込むと、すぐに組織の中に吸収されて、細胞膜を通って体中に拡散してしまいます。

水銀は、水俣病《みなまたびょう》の原因となる有害物質の中でも神経毒性の強い物質です。水銀が体内に入ることで、全身に現れる様々な不快な症状の例を挙げてみましょう。

【図表15　水銀が原因の主な症状】

・味覚・感覚の異常

・不眠
・神経的なイライラ
・頭痛
・めまい

あなたが抱えている原因不明の痛みは、口の中のアマルガムが原因かもしれません。水銀を50％も含むアマルガムを取り除くだけで、アトピーの症状が劇的によくなっている人が大勢います。

自分がアトピーだと信じていたら、実は金属アレルギーである場合が多いのです。

水銀アマルガムの次に問題なのは

水銀アマルガムの次に問題となるのは、普通の歯の詰め物（インレー）や、かぶせ物（クラウン）によく使われる保険適用の歯科金属の1つ「パラジューム合金」です。これは、戦後、国民が貧しかったため、危険とはわかっていても、とりあえずこれを保険適用にしようと決められたのです。

ドイツでは、現在、パラジューム合金が、歯科の治療で禁止されています。しかし、日本では、いまだに歯科保険医療で当たり前のように使用されています。

「パラジューム合金」は、金が12％、パラジュームが20％、銀が52％、銅が15％、その他が1％となっています。

他にも、安上がりにするために、金を使わないで銀を70％ぐらい使ったものが、何種類も出回っています。

これらの金属は、必ず腐食を起こし、少しずつ溶け出してきて、身体の一部に溜《たま》り、影響を及ぼします。

ところで、歯を治療するときは、同時にすべてをやるわけではないですよね。歯が悪くなった時々に月や年を変えて違う歯医者さんへ行ったりするので、詰め物は異なった材質が使われているケースがほとんどです。

そのため、自分の口の中の2か所以上の詰め物やかぶせ物の金属が、全く同じ材質でないために、微量な電流を起こし、イオン化傾向の弱いほうが強いほうの詰め物を溶かしていきます。そして、10年ほど経つと、どこかの歯の詰め物がコロッと取れてくるのです。

この溶けた、詰め物の金属は、どこへ行ったのでしょうか。

身体の各部分に浸透して、そのまま体の不調の原因になっています。女性では子宮に、男性では前立腺に悪影響を及ぼしていきます。

われわれが、歯医者へ行き、「保険が効く」「費用が安い」という安易な理由で治療を行ってきたことが、長い年月をかけて自分の体を蝕《むしば》んでいくとは、誰が想像したでしょうか。

あなたがこの真実を知った段階で、身体に合わない金属であるパラジュームやアマルガムを歯から外そうと決心をすると、図表16の症状が改善していきます。

【図表16　金属アレルギー】

- アトピー性皮膚炎
- 掌蹠膿疱症《しょうせきのうほうしょう》（手・足の膿の溜まったふくれ）
- 肩こり
- 腰の痛み
- 背中の痛み
- 偏頭痛
- 鼻づまり、目の重み
- 股関節の痛み
- 足の痛み
- 首筋のこり
- 腹痛
- めまい
- 冷え性
- 不安感
- イライラ

5　ゴム手袋とアボガド、バナナでアレルギー

ゴム手袋が原因でアレルギー

ゴム工場で長年働いた人、あるいは病院で、特に手術などに携わる人、食品会社の工場やスーパーの食品部門で長年勤めている人、彼らの多くはゴム手袋が原因でアレルギーを起こしています。

では、どうしてアレルギーが発生するのでしょうか。

ゴムの樹に傷をつけると白い汁が出てきます。この白い乳液（ラテックス）を酸で固め、乾燥させたものが原料ゴムとなります。それに、イオウを加えて弾性ゴム（生ゴム）をつくります。さらに、そこから製品としてゴム手袋、絆創膏、風船、輪ゴムに発展させます。

しかし、問題の多くは、ゴム手袋にあります。

ラテックスは、天然ゴムを含んだ複雑な白い乳液で、タンパク質、アルカロイド、糖、油、タンニン、樹脂からできていて、このタンパク質の部分がアレルギーの原因となっているのです。

【図表17　ラテックス・アレルギーの症状】

・皮膚が赤くなる

・湿疹《しっしん》
・水泡《すいほう》
・全身のジンマシン
・喘息が起こる
・血圧が下がる
・お腹が痛くなる
・ひどいときは呼吸が止まる

ラテックス・アレルギーは、別名、接触アレルギーとも呼ばれています。ゴム手袋の滑りをよくするために必ず粉がまぶしてあり、この粉が肌に触れて問題を引き起こすのです。

原料の粉には、片栗粉、コーンスターチがありますが、他にも雲母《うんも》（マイカ＝ケイ酸塩鉱物）、タルク（滑石《かっせき》＝水酸化マグネシウムと珪酸《けいさん》マグネシウム）などが使われています。

雲母は、墓石などによく使われる花崗岩《かこうがん》の中の透明なもので、薄く剥がれます。タルクは、おしろい、またはファンデーションに使われるものです。これらの石の成分が肌を傷つけるのです。

手袋をはめる度に、この粉が皮膚表面を摩擦で傷つけます。またゴム手袋をしている間に内側で汗をかき、この汗が手袋の内側のラテックスのタンパク質成分を溶かし出します。

ラテックスの成分は、傷ついた皮膚表面から血管に入り込みます（法律では、化粧品などで「経皮吸収は起こらない」となっていますが、実際は96%が真皮の毛細血管から吸収されています）。

そして、何度も手袋をはめることを繰り返すうちに、血液内ではこのラッテックスのタンパク質成分のアミンが分解できずにアレルギー反応を起こすIgE（免役細胞の1つ）を身体につくらせます。

また、このパウダーにくっついたアレルギー原因物質が、室内の風で空中に舞い、それを鼻から吸い込んでも同じことが起こります。

これまで、主要なアレルギー原因物質としてHev b1からHev b10まで10種類のアミンが発見されています。

※アミン…食べ物のタンパク質を消化するときに､消化酵素では最終的なアミノ酸まで分解されず、アミノ酸が数個結びついた一歩手前で分解がストップしてしまったもの。これをアミンと呼んでいる。大きいまま血管に摂り込んでしまうので､いつまでも血管中を浮遊する。それを免疫細胞が破壊するので、身体がその物質を毒だと認識する。そして、その物質が再び身体に入ると、免疫細胞が騒ぎ出し、痒みやセキなどのアレルギー症状が出る。

ラテックス・アレルギーは食べ物にも反応

いったんアレルギーが起こると、ゴム製品すべてに対して反応が起こり、腕に輪ゴムを少しはめているだけでも、前記のような症状が起こります。

そして、ラテックス・アレルギーがそれだけで終わってくれたら、それほど大きな問題ではないのですが、食べ物にも反応するのです。

アボガド、バナナ、キーウィ、マンゴー、栗を食べると同じような現象が起こる場合があります。

では、なぜこのような症状が起こるのでしょうか。

反応が起こる仕組み

交差反応といって、ラテックスとそっくり、全く同じでなくても70％以上のアミンの構造が似通っていればそっくりと身体がみなして、アレルギー反応が起こります。

いったん身体でラテックスのIgEができてしまうと、アボガドを食べたときに、アボガドのタンパク質が分解され、それがラテックスのアミンとよく似たアミノ酸がいくつかつながった状態だと身体が検知してしまい、アレルギー反応が起こります。

この反応は、バナナやキーウィなどでもよく起こります。

ゴムがきっかけでラテックス反応を示していなくても、毎日バナナを1年くらい食べ続けたり、キーウィを食べ続けたりすることで、ゴム手袋のラテックス反応と同じ症状が出ることもあるので気をつけてください。

バナナ・ダイエットなどを行っている人は、特に気を付けてください。

いくらおいしくても、そして健康によいといっても、コメ、大豆、小麦、トウモロコシなどの穀物を除いて、毎日同じものを食べ続けてよいはずがありません。毎日様々なものを食べましょう。

このアレルギーは、使い捨てのゴム手袋を毎日頻繁に取り替えることで起こっています。食品関係の従事者や、医療関係者は、このようにならないように特に気をつけてください。

家庭用の分厚いゴム手袋の場合は、粉や皮膚との接触などで使い捨てのゴム手袋と大幅に違いがあるので、あまり問題にはならないようです。

ラテックス・アレルギーが起こると、どんなゴムの製品にも反応し、またマンゴーの缶詰めを食べても喘息や湿疹が起こり、呼吸が止まる可能性もあるので、自分がラテックス・アレルギーと自覚しているのであれば、充分に気をつけてください。

6　アトピーの人だけの痒み

アトピーの人は汗をかかない人が多い

アトピーの人は、やはり普通の人と違って皮膚が壊れているので汗をかかない人が多いのですが、汗は図表18のような役割を担っています。

【図表18　汗の役割】

①　汗腺から出る皮脂で皮膚表面を守り保湿をする。

② 汗は、尿酸や乳酸を含んでいて、ｐＨ（ｐＨ3.8〜5.6）が低いので、菌の繁殖を抑える役目がある。特に、黄色ブドウ球菌が増えないようにしている。
③ 気化熱で体温を下げる働きをしている。

ということは、汗をかかないアトピーの人は、図表18の役割がすべて完全に果たされていません。図表19を見てください。

表皮にある角質層（深さ：０・０２㎜）、その最も下にある基底層（深さ：０・２㎜）が壊れていて、細胞分裂もままならない状態になっています。

ここが最多の細胞分裂を起こしていて、少しずつ4週間（ただし40代まで、それ以降は5週間以上かかる）かけて上へあがっていき、最後は垢《あか》となってはがれていきます。基底層を傷つけていては、完璧に回復するのに7年近くかかります。

さらに、その下の真皮（深さ：２㎜）に埋まっている汗腺のエクリン腺と毛穴に結びついたアポクリン腺が塞がっていたり、壊れていたりするので、アトピーの人は夏場めったに汗をかかないのが普通です。

もし汗をかいたら、死ぬほど辛くかゆくなるはずです。ですから、体内の熱を調整できないのでエアコンをつけずにいられない人が多いのです。汗腺が壊れているので熱が上がりすぎ、非常に不快になります。さらに、十分な尿酸や乳酸が出ないために黄色ブドウ球菌が一層増殖して痒くなり

【図表19　皮膚の構造】

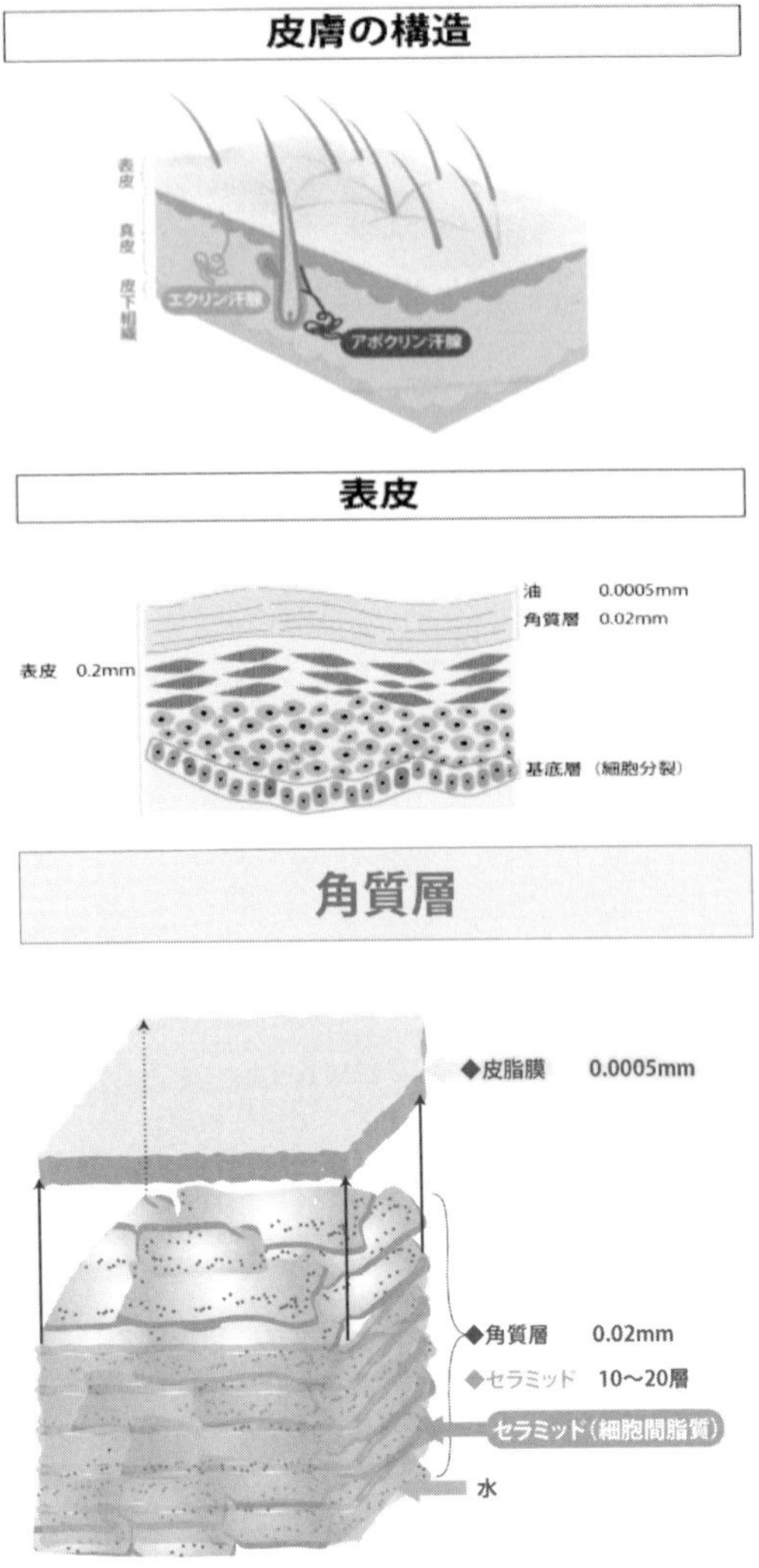

ます。

普通の人と違った痒みが出るわけ

では、これ以外に普通の人と違ったどんな痒みが出るのでしょうか。

【図表20　神経の流れ】

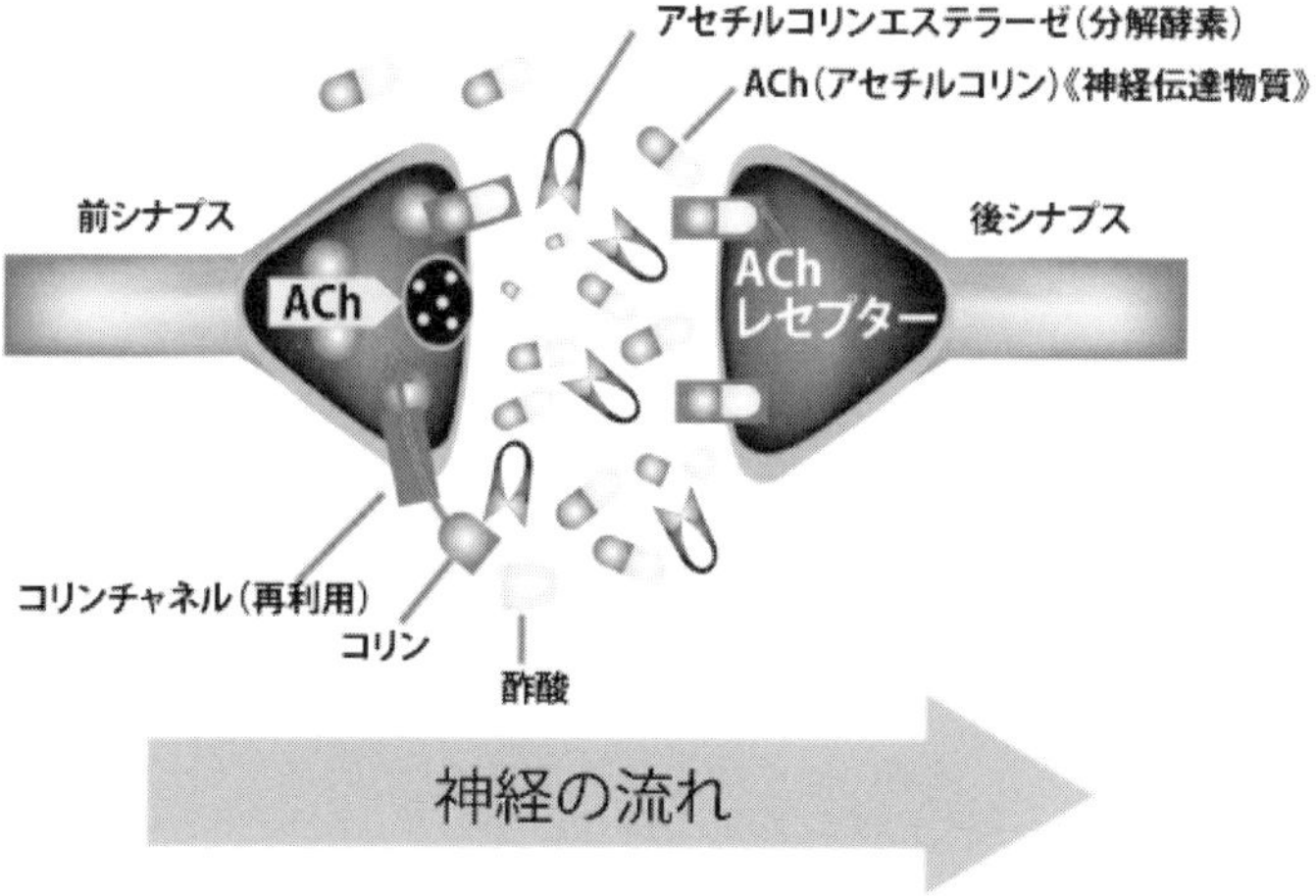

真皮の中に広がっている知覚神経がありますが、ここでは、熱さ、寒さ、感触などを伝えるために神経伝達物質が放出されています。

神経の長さは、数ミリから数センチしかないので、隣の神経に信号を伝えるために、電信柱の様にいくつもの継ぎ目があります。

そして、その継ぎ目、継ぎ目では、ナノメートルというわずかな距離ですが、隙間があり、そこを化学物質が泳いでリレーのように信号を伝えています。

その中でも、アセチールコリンという化学物質が非常に多く使われていて、信号を伝えています。

皮膚上では、この神経の伝達が普通に頻繁に起こっているので、アトピーでない人は特別に何も感じることがありません。

ところが、アトピーの人の場合、壊れた皮膚の上でこの現象がたまにしか起こりません。ですから、それが起こると、擬走感《ぎそうかん》といい「虫が身体を這《は》っているように」感じて、とても違和感がある痒みとなるのです。

つまり、汗をかく時期になると、実際に細菌だけが問題ではなく、慣れない自分自身の身体の化学物質の働きによっても、痒みを感じてしまうのです。

これには慣れるしか他に方法がありませんし、早く基底層や角質層を回復する必要があります。そのために、皮膚を「ひっかかないように」と、いつもうるさく言われるのです。

また、治りかけのときにも、皮膚の層が薄いので、服と接触して痒く感じることがしばしばです。早く治したいのであれば、お風呂では、皮膚をあまり洗い過ぎないようにすることをおすすめします。

もう一つ、アトピーの人の痒みに関係がある事柄に汗腺があります。症状がいつも出ている場所は、ひじ、ひざの裏、首の回りのはずです。ここは、動かす部分で縮むようになっており、毛穴があまり見当たりません。つまり、皮脂を含まない水分だけの汗を出す「エクリン汗腺」しかこの辺りにはありません。

汗腺は、体中に350万個あるといわれていますが、半分以上が休眠状態で、季節により働きが目覚めるものもあります。アトピーの人にとって、この汗腺の多くが休眠または、壊れているので十分な汗が出ません。だから、身体の表面のpHが下がらずにアルカリ状態なので、黄色ブドウ球菌が繁殖しやすくなり、痒みが止まらないのです。

第3章　アトピーの人が避けるべきもの

《禁忌1》

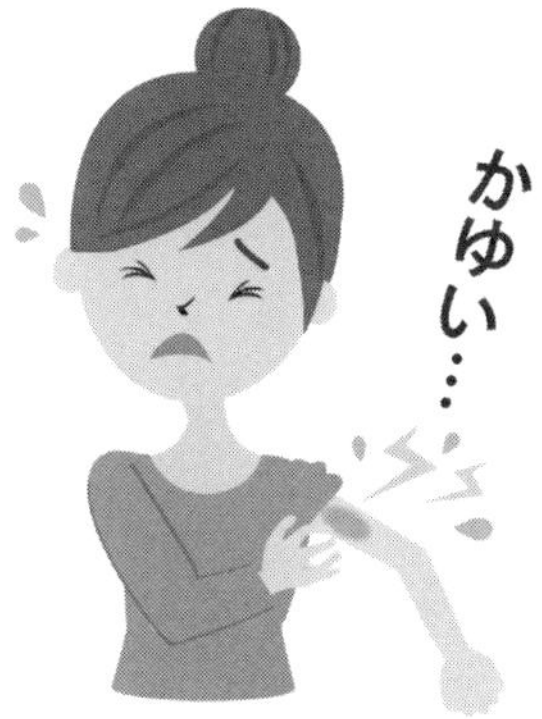

1　卵、牛乳の何が悪いのか

アレルギーを起こす食品中卵が最もクレームが多い

たった20種類のアミノ酸からつくり出されるタンパク質は、10万種類以上もあるといわれています。食べ物を食べると、10万種類のタンパク質から、再びアミノ酸に分解されます。そのときに、最後まで完全に分解できなく、中途半端な状態で摂り込まれる場合があります。

アトピー、喘息を起こしている人は、過去に自分の小腸の消化酵素では最終的なアミノ酸まで分解できなかったのです。第2章でも述べたように、一歩手前のアミンという少し大きな塊の状態でとどまっています。この中途半端に摂り込まれた物質がアレルギー反応を起こしています。現在、アレルギー原因物質の中で、約２００種類ほどのアミンと呼ばれる物質が特定されています。

アレルギーを起こす食品の中でも卵が最もクレームの多い食品になります。その原因物質には、白身の部分にあるオボムコイドと呼ばれるアミノ酸がいくつか結びついたアミンが含まれています。

これに対して、黄身には、アポビテリンと呼ばれる分解されにくいアミンが含まれていますが、白身ほどは多くの人にアレルギー症状を起こしません。

アミンの大きな塊が小腸から吸収されて、血液中に取り込まれます。そしてその中で浮かんで漂っていますが、血液ではいつまでたっても消化されないので、これを異物と見た血液中の免疫細胞たちが、いっきに集中してきてこれを壊そうとします。

消化酵素を使わないで、自分自身の免疫細胞で食べ物を分解した場合には、これを食べ物ではなく外部から入った毒だとみなしてしまいます。そして、次に同じものが入ってくると、免疫細胞がチームとなって破壊するためにIgEというものをつくり、アレルギーの物質につける目印をつくります。そして、その破壊の仕方を、代々免疫細胞に伝えていきます。

これは、母親が妊娠中や授乳しているときに、卵や乳製品を頻繁に食べたり、また、乳児のときに離乳食として与えたりしたことが原因となって起こっています。

卵は、非常に料理に使いやすいですが、最も気をつけなければいけない食品でもあります。

卵には抗生物質が残っている

卵には、０・０１ｐｐｍ以下の抗生物質が残っています。何度も繰り返していますが、もし抗生物質が身体に入ると、いっきに自分の腸内細菌叢《さいきんそう》が乱れ、病気になる可能性が非常に高くなるのです。

日本人は、世界一卵を消費する国民です。戦前は、病気のときしか食べられなかったものが、現在は安く簡単に料理できるからという理由で、これを食べない日はないという人が多いのではない

【図表21　鶏肉を過剰に食べたために起こった悲劇】

これは、10年以上も前にアメリカで実際に起こった話です。

ある中年の男性が、突然女性の様に胸が膨らみだし、体調の異変を訴えて異常な死を迎えた事件が起こりました。
警察は、誰かに毒殺をされたと考えて科学捜査班が出て調査に乗り出しました。毒殺に使う、ひ素、鉛、アルミ、カドミウムなど、様々な毒物の調査をしましたが、全く一致するものが見当たりませんでした。
しかし、その後も諦めず、捜査を続けると奇妙なことがわかってきました。遺体からは、異常なほどの女性ホルモンが見つかったのです。
そこで、警察は、別の観点から捜査を進めました。そうすると、この男性の食生活の異常さが浮き上がってきました。この男性は鶏肉が大好きで、朝、昼、晩、すべての食事に鶏肉を食べていました。そこで、ブロイラーとして育てられた鶏肉を調べると、同じく大量の女性ホルモンが検出されました。
鶏肉は、ジューシーで柔らかくするのに、女性ホルモンが使われています。日本で売られているブロイラーの肉も全く同じです。
これは、殺人事件ではなく、鶏肉を過剰に食べたために起こった悲劇だったのです。

でしょうか。

昔、「巨人、大鵬、卵焼き」という言葉が流行りました。それくらいに国民のアイドルか食べ物の象徴として、卵焼きが、毎朝、毎日出されていませんか。

鶏の肉や卵がどのようにできているのかご存知でしょうか。

養鶏を生産するための配合飼料には、遺伝子組み換えのトウモロコシ、こうりゃん、大麦、ふすま（ブラン）、大豆の油を搾ったカス、米ぬか、なたね油かす、魚粉、脱脂粉乳、炭酸カルシウム、リン酸カルシウムなどが入っていますが、この飼料に抗生物質を加えています。もし入れないと、多くの鶏が死んでしまうか、病気になるからです（図表21参照）。

ところが、食べてもアレルギーを起こさない鶏の肉や卵は、餌が違います。納豆、EM菌（納豆菌からつくる）、おから、魚粉、紫蘇、ゴマの粕などが与えられています。それに加えて、さらに別のプロバイオテックス的な善玉菌だけを取り入れて育てられています。

しかし、この特別に育てられた卵や鶏肉は、一般的なスーパーマーケットでは売っていません。特別な健康食品の店でしか売っていませんし、値段が非常に高かったりしています。ですから、なかなか一般の人の手には入らないのです。

アレルギー症状の原因物質で２番目に多いクレームは乳製品

アレルギー症状の原因物質で2番目に多いクレームが、牛の乳からつくった乳製品です。アトピー、喘息にかかっている人の多くは、幼い頃からこの乳製品がきっかけで症状が出ているはずです。

では、母乳と牛の乳ではどのように違いがあるのか見ていきましょう。

乳は、もともと母親の血液が乳房で変わったものです。

牛の乳は、50kgで生まれた仔牛《こうし》を1年後に約1トンに育てるための物です。母乳の場合も同様に、3kgで生まれた赤ちゃんを1年後には10kgにするための物です。

仔牛の血管に牛乳を入れても、問題は起こりません。ところが、母乳を牛の血管に入れると、牛の子供は死んでしまいます。また、逆のことをすると、人間の子供にも同じことが起こります。

一見すると、両方が同じく白っぽい外観ですが、中身には大きく違いがあります。

図表22は、母乳と牛乳の違いを見たものです。

【図表22　母乳と牛乳の違い】

●**母乳**：水分……87・5％　固体成分……12・5％
・タンパク質……1・07％（カゼイン等は入っていません）
・炭水化物……6・6％
・脂肪……4・4％

●**牛乳**：水分……87％、固体成分……13％
・タンパク質……3・2％（カゼイン：2・6％、ホエイ：0・6％）
・炭水化物……4・5％
・脂肪……3・9％

母乳には存在しないα－S1カゼイン

牛の乳には入っていても母乳には入っていないものが、赤ちゃんのお腹で、また大人になった人のお腹で悪さをします。そのいくつかを紹介します。

「α－S1カゼイン」、「β－ラクトグロブリン」－これらは、人間の母乳には存在しないものです。

また、３歳以上の人間には必要のないものが、「乳糖」だったりします。これが、人間の血液に入れられると、何が起こるでしょうか。これを詳しく見ていきましょう。

カゼインは、牛乳のタンパク質の80％を占めています。そして、その中でもアレルギー原因物質として特定されているものに、「α－S1カゼイン」があります。

この「α－S1カゼイン」からできているタンパク質は、あまりにも小さいので、消化分解される前に吸収されてしまいます。

それで、自分の免疫細胞でこれを攻撃して分解するので、この後メモリーB細胞にIgEとして記憶され、再び同じものが身体に入ってきたときに、発疹や咳が出ます。また、「α－S1カゼイン」が痰をつくる原因となっています。

さらに、母乳には絶対に入っていない「β－ラクトグロブリン」というものがあります。牛乳のホエイタンパク（０・６％）には、およそ半分にあたる０・３％が「β－ラクトグロブリン」として含まれていますが、赤ちゃんに飲ませる粉ミルクについては、これが危険なので、このうちの92％は取り除かれています。

しかし、残念ながら、今の科学の力では８％は残ったままです。これがアレルギーの原因物質です。もし、普通に牛乳を飲めば、「β－ラクトグロブリン」が０・３％と少ないようですが、確実にアレルギー物質となって以下の症状をつくり出します。

もし、15分から30分で症状が出ると、呼吸困難かジンマシンが発症します。

もし、2時間以上たってから出ると、下痢、おう吐、腹痛、皮膚炎、喘息などが発生します。
副作用は、これだけで終わりではありません。

ガラクトース

人は、3歳頃には、乳だけに含まれる乳糖（ガラクトース＋ブドウ糖の結びついたもの）を十分に分解できなくなります。生まれたときに比べて消化酵素が減ってきて、15％程にまでしか残っていないので、牛乳などを飲んでも、多くが未消化のまま大腸に送られ、そこで悪玉菌の餌となっているのです。

人によっては、この消化酵素がさらに足りない人（5％以下）がいて、牛乳を飲むと確実に下痢を起こしてしまいます。

多くの人にとって、3歳以上の人には、ガラクトース、つまり牛乳は生物学的にいって必要のないものなのです。乳を与える哺乳類において、ガラクトースが次の子供を身ごもるための信号の役目をしています。

子供の体重が生まれたときと比べてほぼ3倍となる1年後に、子供自身も大人と同じものが食べられるように少しずつ分解酵素が減っていき、3歳頃には10～15％になります。

また、1年後には母親の生理が戻り、次の子供を妊娠できるように体を整えます。それを知らせるために、このガラクトースが働いています。

３歳を過ぎると、ガラクトースは肝臓でブドウ糖からつくられるので、摂取する必要がなくなります。つまり、人間も動物も大人になってから乳を摂る必要性がないのです。

当然、ブドウ糖は、小麦やお米などの炭水化物を多く含むものから十分に供給されますから、牛乳を栄養的に考えると、摂る必要性が全くありません。

牛乳によるアレルギー

牛乳によるアレルギーも、母親が妊娠中のとき、あるいは授乳中に、牛乳を飲んだり、乳製品を食べたりした場合に、子供に伝わります。また、離乳食でヨーグルトなどの製品を与えたりすると、アトピーが起こる場合があります。どうしても、離乳食に使いたいというのであれば、子供の腸が整う３歳を過ぎてから与えてみるのがよいでしょう。

もし、子供の一生涯の健康を願うならば、牛乳や乳製品を早い時期に決して与えないことです。また、生の果物のジュースも同じです。このたんぱく質が問題になる場合があります。このことについては第１章で詳しく書きました。

子供をアトピーにしたくないのなら

子供をアトピーにしたくないのなら、母親の食事も問題となってきます。つまり、妊娠中や授乳中は、母親は乳製品や卵などを極力避けるようにして食事をしてください。

生まれてきた子供が、一生涯アトピーで苦しみ、また、その子の世話が１００万倍も手間がかかることを考えるなら、これらを避けることぐらいは、たやすいことでしょう。もし、あなたが、未婚で、子供を産んだことがないなら、将来子供を育てる苦労を非常に軽くするために、このことを覚えておいてください。それは、周りを見れば証明されているはずです。

いったん乳児期にアトピーになった子供が2歳になったとき、あるいは4歳になったときに、再び卵や牛乳の製品を食べると、まるで身体の中で戦争が起きたように体が反応し、多くの免疫細胞が集まってきて、アトピーが復活したように全身が痒くなり、発疹が出ます。また、喘息で呼吸ができないような症状がいっきに出ます。

でも、5年、7年、10年というくらいに年月が過ぎ去ると、メモリー細胞がどんどん古くなってきて死んでいくので、アレルギーを伝える細胞がなくなってきます。

そうすると、自分の血液中には、昔アレルギーを起こしたことを記憶しているメモリー細胞がすっかりなくなっている場合があるのです。

その場合、その食品を食べても何も起こりません。このように、「年齢と共にアトピーがよくなった」という話は、メモリー細胞がいなくなったということです。

しかし、もし、あえてあなたが昔卵でアレルギーを起こしたことがあって、卵を食べようと考えるなら、ゆで卵にして黄身だけでまず試し、再び症状が現れないことを確認してから、徐々に食べ進めていってください。

2　使う鍋を間違えるとアトピー

サプリメントで身体がかえって悪くなることもある

ビタミン、ミネラルは、摂らなければ病気になると教えられてきたので、サプリメントとしてこれらを摂り入れている人々が大勢います。

現代人の食生活は悪いので、実際にビタミン、ミネラルの欠乏を招いている場合もありますが、実はサプリメントを摂っていることで、身体がかえって悪くなることもあるのです。

人間には、摂り入れる量に関して、すべて最適値というものがあり、それを超えると体に入れたものが毒に変わります。つまり、多ければ多いほど身体によい、ということはありません。

コマーシャルでは、「たくさん入っているからよい」と宣伝されているものが多いですが、それは嘘です。この考えは非常に危険です。

特に、ミネラル成分を多く摂り過ぎると急性中毒を起こし、下痢、吐き気、胸やけのような症状が出る場合がよくあります。

また、ビタミン、ミネラル同士の拮抗《きっこう》作用というものが存在し、ある物が多く入り過ぎると、別の物が身体から追い出されるという仕組みがあります。

ビタミンに関していうなら、ビタミンAとビタミンCが拮抗作用をしています。どういうことかというと、ビタミンAを摂り過ぎると、ビタミンCが破壊されるということです。

筆者の知り合いで、ある病気を治すためにニンジン・ジュース（ビタミンAの前駆体であるβ—カロチンが多い）を毎日大量に飲んでいる人がいました。

ビタミンAは、油分からできているので、肝臓に集められ、そこで小さく分解されて、血液に乗って各細胞に運ばれますが、毎日の摂取量があまりに多過ぎると、各細胞が受け入れを拒否して、ビタミンAはそのまま肝臓に戻ってきます。それにもかかわらずさらに摂り入れるので、ビタミンAを肝臓が分解できなくなり、肝臓の機能が壊れてしまいます。

その結果、血液中に胆汁酸を大量に放出してしまい、その人は黄疸《おうだん》になってしまいました。そして、ビタミンAが多過ぎてCを破壊するので、ビタミンC不足が原因の壊血病に近い状態になり呼吸が苦しくなっていったのです。

銅鍋を使うのはやめよう

アトピーの人にとって亜鉛は、必須のミネラル成分ですが、これと拮抗《きっこう》するミネラルがあります。それが銅です。銅を大量に摂取したら、亜鉛が身体から排泄されます。「そんなことはめったに起こらない」と思わるかもしれません。しかし、それが実際に、普通に起こっているのです。もし、あなたの家で銅鍋を使っていたら、すぐに使うのをやめましょう。銅を大量に摂取してしまう可能性があるからです。
　銅鍋は、スズメッキがしてあるので大丈夫と反論される方もいるかもしれませんが、このメッキはすぐにはがれてきます。また、スズ自体も、いっきに体に入るので、金属中毒を起こす可能性があります。もし、これを使ってつくった食品を食べて、胸が悪くなって、下痢、嘔吐の症状が出たら、要注意です。

亜鉛の働き

　亜鉛は、１２０以上の酵素に含まれ、３００種の酵素反応を助けています。図表23は、亜鉛の働きの一部です。

【図表23　亜鉛の働き】

・タンパク質を分解する酵素に使われる
・血液のｐＨの調整をする
・細胞分裂を助ける
・甲状腺ホルモンやインシュリンの合成
・糖や脂質の代謝を助ける
・目や舌で味わう味覚に作用する

・特にアトピーの人にとって重要な次の働きがある
「皮膚の真皮にある古いコラーゲンを分解」
「細胞の核にあるDNAをつくる」
「核の外にあるRNAをつくる」

亜鉛が不足するとこれらの機能が働かなくなり、皮膚がどんどん老化していき、アトピーが悪化します。アトピーや喘息の人は、できるだけ銅鍋で調理したものを食べないことです。

例えば、ジャムなどを食べて悪化した場合は、銅鍋を使ってジャムをつくった可能性があります。アレルギーの原因物質を含む食べ物だけでなく、その原料や調理器具も疑ってみる必要があるということです。

3　玄米食でアトピーが悪化

玄米は1日2回までが限度

身体によいということで玄米をすすめる人が多いですが、注意すべき点があります。

もし、1日3食をすべて玄米に変えて食事をすると、胚の部分に含まれるフィチン酸（ビタミンB群の仲間に分類されるイノシトールに6個のリン酸基が結合してできたリン酸化合物で、植物には広く分布している天然成分です）が必要以上に身体の亜鉛を排泄するので、痒みが増します。

玄米は、1日2回までが限度です。

昔の庶民の食事は、2割から3割が米で、その他にアワ、ひえ、イモが中心でした。

すなわち、3食しっかり米を食べることはしていなかったのです。しかし、白米だけをしっかり食べていた、江戸に住む武士などの金持ちは、ビタミンB1（チアミン）不足になり、脚気という病気で多くが亡くなりました。

ここでまた疑問が出てくるでしょう。「なぜ私は、毎日白米を食べているのに脚気にならないの」という考えが頭に浮かんでくると思います。

昔の武士などの金持ちの人の食事は、白米は食べていましたが、副食は味噌汁、漬物、煮物か魚だけで、今の人の食事と大幅に違っていたからです。

実は、玄米にはビタミンB1が100g中0・4mgもあり、蕎麦《そば》の0・4mg、小麦の0・3mgと比較しても遜色はないのですが、精米してしまうと4分の1、つまり0・1mgになり、精穀した蕎麦や小麦と比較して大きく低下してしまいます。

これに加え、保管時の湿度が高いと、玄米の状態でさえビタミンB1の含量が低下することがわかっており、さらに水溶性ビタミンであるため、洗米により流出し、加熱する炊飯によってもまたまた低下して、最終的に口にするときには０・０２mg以下になってしまうといわれています。つまり、玄米の20分の1以下ということになります。

このような白米食ばかりで副食を充分とらない食生活では、ビタミンB_1欠乏症は起こるべくして起きたということになるのではないでしょうか。

玄米を食べるときのおすすめの食べ方

玄米を食べるときのおすすめの食べ方があります。

それはよく噛むことです。よく噛めば、小腸でわずかしか分泌されないフィターゼというフィチン酸の分解酵素がよく働き、フィチン酸をしっかり分解するので、痒みは増してきません。

ですから、玄米は、よく噛んで食べましょう。間違っても、早食いや飲み込み食いをすることは危険です。

パン食でも、オールブラン（全粒粉）と呼ばれるふすま（外側の外皮）入りの黒っぽいパンが食物繊維を多く含むので、健康志向の人はこれをよく食べておられると思います。

オールブランにも多くのフィチン酸が含まれるので、アトピーの人が頻繁に食べると、悪化する場合があります。やはり、よく噛んで食べるようにしましょう。

また、オールブランを大量に、頻繁に食べると小麦アレルギーが確実に発生します。

したがって、オールブランは、食物繊維が入っていますが、おすすめしません。

4　よく噛んで食べると皮膚病もよくなる

１回の食事で噛んだ回数は３，９９０回

日本の歴史については、７１２年よりも古い記録が残っていません。記録を残すには文字が必要ですが、それ以前の文字の進歩を表す証拠となる文書が出てこなくて、いきなり本が出版されました。

普通、文明の発達は、少しずつ行われるはずなのに、突然立派な本が出来上がってしまったのです。まるでサルが劇的進歩をして突然文字を使って記録を残したようなものです。これを不思議に思ったことはありませんか。

実は、もっと古い歴史記録がたくさんありましたが、６００年頃、蘇我馬子（聖徳太子＝厩戸皇《うまやど》子の姑）によって国中の記録が火で焼かれてしまったので、古事記以前の記録が残っていないのです。

ところが、中国の魏志倭人伝《ぎしわじんでん》（中国の日本ついての歴史書：２８０〜２９７年）に載っている日本についての記録によると、弥生式時代または古墳時代と呼ばれる3世紀に女王がいたとあります。その名前は、みなさんが歴史で学んだ「卑弥呼《ひみこ》」といい、２４８年に亡くなったと記録されていま

す。それも85歳という年齢です。

この頃の日本には、「100歳を超えている人が非常に多くいる」と記録に載っています。また、「倭人（日本人）は冬でも野菜をよく食べる」と記録に残っています。

日本人がこの頃よく食べていたものには、モチ米、玄米、カワハギの干物、くるみ、栗等があります。

これを検証した結果、1回の食事で噛んだ回数は、3，990回に及んだそうです。現代食では、620回です。噛む回数は、実に6分の1に減っています。

噛まなくなって問題発生

特に、戦後、日本人の食事内容が、学校給食で激変させられてしまいました。そのため、多くの生活習慣病がはびこり始めました。スルメや干物、いり豆などが食卓から姿を消し、代わってほとんど噛まなくていい、ハンバーグやスパゲティ、カレーライス、サンドイッチなどが子供たちの人気メニューになっています。また、牛丼、カップ麺、焼きそば、回転ずしが若者に好んで食べられています。

これでは、アゴが弱くなってきて当然です。ある報告によると、子供が噛む回数は、この50年で半分以下になったといわれています。

これにより、食事にかかる時間が激減しています。これを計算すると図表24のようになります。

【図表24　噛む回数と食事時間】

・弥生時代（300年頃）：約4000回で60分弱
・鎌倉時代（1200年頃）：約2700回で30分
・戦前（1940年頃）：約1400回で16分
・現代（2015年）：約620回で10分弱

ただし、日本人が3食決まって食事をするようになったのは、江戸時代の中期1710年以後の戦争のなくなった頃からだそうです。

そして、噛まなくなることによって、図表25の点が問題となります。

【図表25　噛まなくなったことによる問題】

・口呼吸が増え、喘息にもなりやすい
・運動能力の低下。脳内の刺激が不足気味になり、強い力が出にくくなる
・瞬発力、バランス感覚の低下
・物忘れ、記憶力の低下、認知症が早まる
・実年齢よりも、肌年齢が上がる。つまり、年取って見える。顔にハリがなくなり、顔がたる

みがちになる
・全身の老化の進行

2つの相乗効果で症状が悪化

これだけでなく、食事内容もあまりよくないのと併せて悪化します。

アトピーの人は、自分の皮膚が痒いので、周りの人に相談すると、「玄米がいいよ」と言われて、それを実行に移そうと玄米を食べ出します。ところが、今までの白米と同じように、少ない回数で噛み、飲み込みますから、未消化の物が胃に送り込まれるわけです。

胃は、噛まないで来たものを消化して小腸に渡さなくてはいけないのですが、そう言われても限界があります。小腸もこれを渡されては、たまったものではありません。少しは消化しますが、そのまま大腸に送り出します。

当然、小腸では、十分な栄養素が吸収されずに、食べ残しが大腸へ送り出されます。ところが、大腸で食べ残しなどの栄養を待ち構えている善玉菌にとっては、形が大き過ぎて消化できないため、そのまま便として体外へ排泄されます。すると、皮膚がだんだん悪化してきます。

また、よく噛まない玄米から出るフィチン酸の中和のために、骨が溶かされて、その中に多く含まれる亜鉛が体外に排泄されるので、皮膚がさらに悪化することになります。

玄米だけでなく、どんな物でもよく噛んで食べれば、小さくなった食べ物を大腸に送り込み、アシドフィルス菌などがその一部を利用して皮膚の栄養であるビオチンに変えますから、悪化を免れます。アトピーの人だけでなく、みんながもっと堅い物を、もっとよく噛んで食べ、柔らかい物だけを好んで食べないように気をつけましょう。

5　健康食品で喘息が悪化

アトピーや喘息の人が口にしてはいけないものがある

健康食品は、身体を健康にしてくれるという理由で、値段が高くても多くの人が愛用しています。しかも、それは、「薬と違うので副作用がない」とか、「食品と同じだから好きなだけ摂ってもいい」と考えている人が多くいます。

また、メーカーはそこまで謳《うた》っていないのに、購入者同士で伝言ゲームのようにどんどんその健康食品を「神の水」や「神の薬」、さらには「魔法の薬」であるかのように崇《あが》め祭っています。

これらを、誰彼なしにすすめていると、取り返しのつかない副作用を招くケースもあります。アトピーや喘息の人にとって、絶対に口にしては、いけないものがあるのです。それは、「Royal Jelly」です。

Royal Jellyは、女王蜂が生まれたときから一生涯食べ続けているものです。蜂は、生まれたときは、どんな蜂でも3日間はRoyal Jellyーを食べさせてもらい成長します。通常の働き蜂は、4日目以降は花粉と蜂蜜が餌として与えられます。もし、彼らが同じようにRoyal Jellyを食べ続けると、すべてが女王蜂になってしまうのです。働き蜂は50日ほどしか生きられないのに、女王蜂は3年から5年も生き続けます。おまけに、毎日、1、500～2、000個の卵を産み続けます。

このエネルギー源がRoyal Jellyだとわかって、昔から裕福な人々はこれを食べてきました。しかし、これが人間にとって効果があるのかどうかは、いまだにわかりません。

女王蜂の長寿の原因を調べる研究が続けられています。これまでわかったRoyal Jelly特有の成分は、10－ヒドロキシ－2ゼデン酸というものです。

もっとも、これを取り除いたものを蜂に与えても、成長があまり変わらなかったという結果が出ています。したがって、何が長寿の原因物質なのか、まだはっきりとわかってはいません。

喘息の人が、身体によいからという理由だけでこれを口にして、呼吸が止まりそうになるほど咳が出た、といった経験をした人も多いと思います。また、知らなかった人は、大切なので覚えておくべきです。

Royal Jellyは、タンパク質を12％含みますが、最近、その中でアレルゲンが発見されたようです。アピシン（MRJP1）(major royal jelly protein 1）,MRJP2とありました。これが、自分の免疫細胞の一部である肥満細胞（マスト細胞）をいっきに破壊し、ヒスタミンを放出するから喘息がひどくなるようです。

多くの人が、意味もわからずに「あの人が健康になったから」というだけで、同じものを摂って健康になれると思うところがおかしいのです。

人は、それぞれ毎日食べるものが違い、飲んでいる薬も違うのに、そして、病気まで違うのに、「健康になった」という言葉だけで闇雲に同じ健康食品を口にするのは考えものです。

アトピーや喘息の人は、Royal Jelly には気をつけてください。

6　洗濯機とエビ、ダニの関係

本当にダニがアトピーの原因？

ダニがアトピーの原因であると声高々にいう人が多いですが、本当にそうなのでしょうか。アトピーの人の話を聞くと、小さい頃は食べ物で激しく反応していたが、中学生から大人になるにつれて、食べ物よりもダニが原因で痒みが増している人が多いというのは事実です。

しかし、ダニが本当の原因なのでしょうか。傷口に塩を塗れば必ず痛くなり、傷が治りにくくなります。これは、傷をつけた原因は別の物ですが、塩は悪化させる要因だといえます。

同じように、ダニの死骸やゴキブリの糞やホコリが要因となって、青少年から大人にかけてアトピーや喘息が悪化しています。

エビを食べると湿疹を起こす人

前の章で、アミンについて話しました。ある特定の食べ物について、最後のアミノ酸まで分解できない場合があります。エビを食べると湿疹を起こす人は、アミノ酸の一歩手前の少し大きな状態、アミンと呼ばれるアミノ酸がいくつかつながったものまでしか分解できません。

エビは、日本人が世界一消費しています。このエビの消費が、自然に捕れるものに追いつかずに、今や日本で消費される多くのエビが養殖で育てられています。高級魚と同じように、餌には当然抗生物質が使われ、その残留物質が自分の大腸の菌叢《きんそう》を破壊していきます。これを、エビ・アレルギーといっていいかもしれません。

アレルギーを持つ人は、小腸から吸収されたアミンが血液中に浮遊しますが、自分の免疫細胞によって破壊されます。これが、メモリー細胞に記憶されて、同じものが入ってきたときには同様の反応を示します。

アレルギーの原因となるアミン

アレルギーの原因となるアミンは、２００種類ほど特定されています。その中でも、エビとカニのアミンを特にトロポミオシンと呼んでいます。

このトロポミオシンとそっくりの（70％以上が似ていれば同じとみなす）アミンが、ゴキブリの糞やダニの死骸がハウス・ダストに含まれています。このアミンが、免疫物質のIgEを誘発しているので、ダニが多い所、ゴキブリの糞が多い所、掃除をしていないホコリの多い所で呼吸をすると、それが鼻から吸い込まれ、血液か肺で反応を起こします。

吸い込まれたダニ等は、マクロファージがまずダニやゴキブリの糞を分解して、分解情報をTh17というヘルパーT細胞へ知らせます。また、それが過去にアミンの破壊の仕方を記憶したB細胞へ知らせます。

そこで、過去の犯罪者かどうかを見比べて一致していれば、「原因物質が入ってきたよ」、と認識します。それを受けると、B細胞が手裏剣のようなIgEの印を肥満細胞へ打ちつけます。そこへ、好塩基球がやって来て、このIgEが打ちつけられた肥満細胞を破壊していきます。このように肥満細胞が破壊されるので、そこからヒスタミンがいっきに放出されてしまい、喘息やアトピーが悪化するのです。

ダニ、ゴキブリの糞は要因

ダニ、ゴキブリの糞は、原因ではなく要因といえます。つまり、傷口に塩を塗る行為が、ダニやゴキブリの糞やほこりなのです。実際に、痒みや湿疹や喘息が起こっている50％〜60％は、食べ物でなく、ダニやほこりの多いところのトロボミオシンとそっくりのアミンのせいです。それを、アトピーの方の身体は、ダニが原因だと思い込んでいるようです。

人によっては、エビやカニには反応しなくても、ダニとホコリにだけは反応している人がいます。この人たちは、小さい頃喘息やアトピーが起こっていたときに、エビ等を食べていたはずです。あるいは、エビの餌に混ざって使われていた抗生物質が、また他の食物に使われていた抗生物質が、当時身体に入っていたはずです。

そのアミンと似ているのが、たまたまダニやゴキブリの糞のタンパク質であったために、激しく反応しているのです。このIgEのアレルギー反応の免疫細胞がつくられ、何年もメモリー細胞に受け継がれてきているのです。

大人に成長して小腸の穴が小さくなり、原因物質がほとんど入って来なくなっても、このメモリー細胞は受け継がれ続けるので、頻繁にダニなどに反応してしまうのです。

ただ、何も起こらない期間が長く続けば、このメモリー細胞も少しずつ減り、最終的には、ダニに対しても反応しなくなります。また、腸内細菌がいっきに変われば、全く激変して、ホコリの中に寝ていても痒くなることなどないでしょう。

では、カビに反応する人は、なぜ起こるのでしょうか。

カビに反応する人

アトピーの人は、言われなくても自分の身体で気づいていますが、皮膚が通常の人と違っていて、通常の人には何でもないことでも過敏に反応してしまいます。

通常の人の肌は、ご存知のとおり弱酸性で、ｐＨ4.5～6.5ぐらいになっていますが、アトピーの人の肌は、ｐＨ10～12ぐらいの結構アルカリ性が強い状態になっています。

【図表 26　角質層と皮膚の復元力】

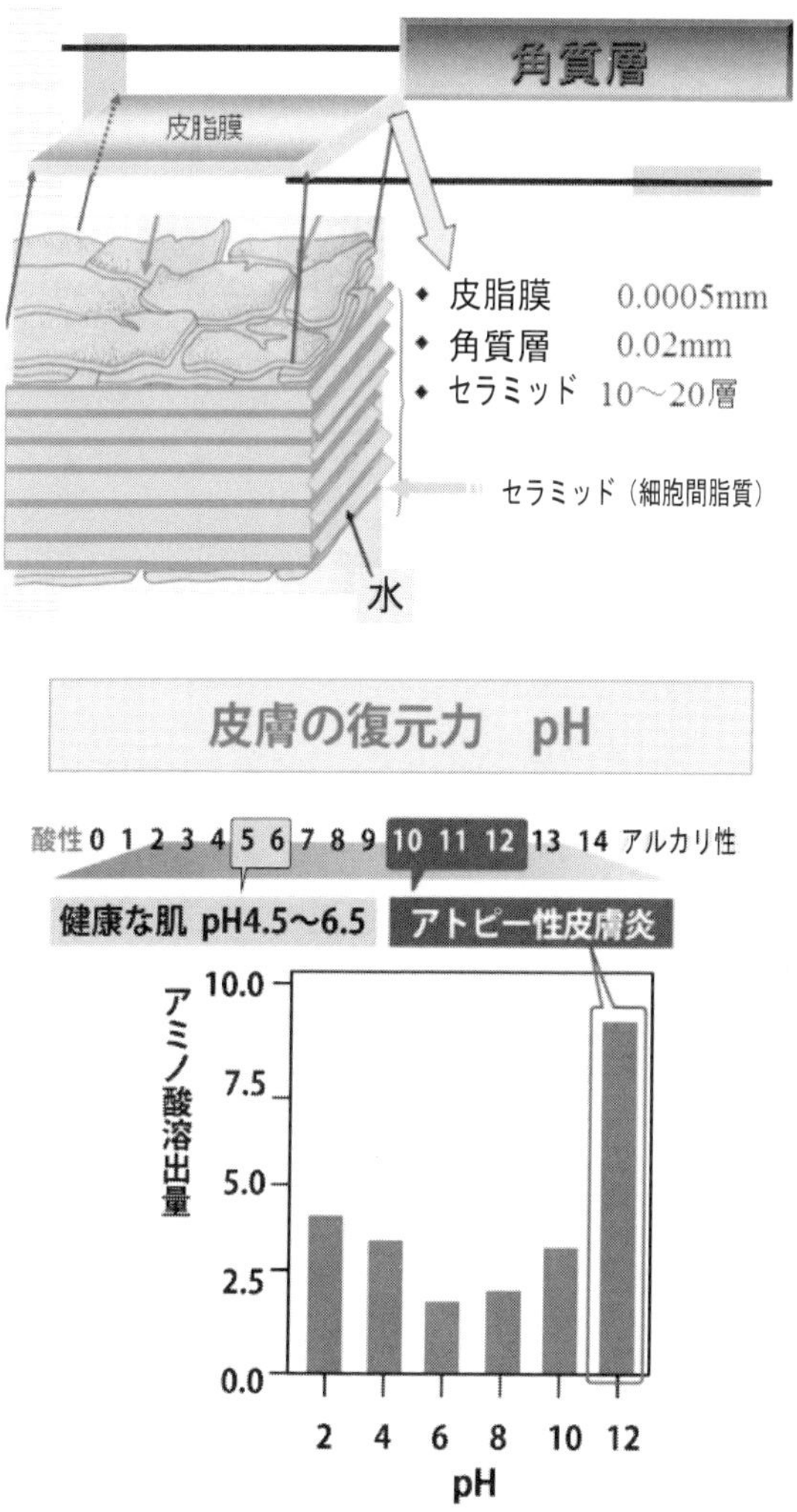

通常の人が石鹸を使って身体を洗うと、湯上りではｐＨ11ぐらいであっても、汗（ｐＨ3.8～5.6）が尿酸や乳酸を含んでいるため、皮膚を15分ぐらいで弱酸性状態に戻してくれます。そして、皮脂膜（０・０００５㎜）で覆い、その上にさらに身体を守るブドウ球菌で覆ってくれます。

ところが、アトピーの人は、汗腺も破壊されている場合があり、汗が出ない人が多いのです。汗腺は、汗を発汗することで体の熱を調整していますが、これが壊れると暑くても寒くても体が不快に感じます（図表26参照）。

ですから、自分の体内にたまった熱のコントロールができないので、1年中エアコンを使っている人が多くいます。

皮脂膜もあまり出ていないという人もいます。さらに角質層の間の層のセラミッド（油分）も露出して、なくなってしまっている人もいます。そしてｐＨ値が高い状態だと、黄色ブドウ球菌だけでなく、カビがそれを覆うことがあります。これが痒みをつくり出します。

カビは洗濯機からやってくる

このカビは、どこから来るのかというと、洗濯機です（風呂場はもっとひどい）。

みなさんは、見たことがないかもしれませんが、洗濯機の回転層の外側には、黒カビがびっしりとついていて、真っ黒になっているのです。

それは、洗濯物の汚れ（タンパク質がついたもの）を落とす洗剤はアルカリ性でないとなかなか落ちないため、洗剤を使うとどうしても洗浄液がアルカリ性になり、そのためにカビが好む環境になり、機械にカビが発生するのです。ということは、洗濯したばかりで綺麗だと思っていても、カビだらけの服を着ているわけです。

このカビが、黄色ブドウ球菌と同じようにIgEを誘発して、喘息やアトピーを悪化させています。もし、洗剤を使わない洗濯機や特別な洗剤を使えば、悪化要因のカビを防ぐことができるので、アトピーを悪化させることはありません。

水だけで汚れを落とす超音波洗濯機は、発表を予定されていましたが、残念ながらその会社は消滅して発売に至りませんでした。どこかのメーカーに頑張って、発売して欲しいものです。

しかし、アトピーの人々が、健全な皮膚を取り戻せば、このカビの生えた洗濯機で服を洗っても何でもなくなります。そのためには、別の章でおすすめすることをぜひとも実行してください。

7 「チーン」と温めたら痒くなる

電子レンジで温められたご飯

電子レンジは、便利で、簡単で、すぐに料理ができます。昼食時には、コンビニでも「温めますか」とお弁当を買うと温めてくれるので、出来立てのような温かなご飯が食べられます。「めでたし、めでたし」ですね。

本当にそうでしょうか。

あなたは、この電子レンジで温められたご飯を食べた後、お腹が痛くなったり、下痢が発生したり、湿疹がひどくなったりしたことはありませんか。巷《ちまた》では、コンビニ弁当には添加物が多く含まれるから癌になりやすいといわれていますが、本当でしょうか。それよりも、どうしてお腹が痛くなるのでしょうか。

電子レンジは、第二次世界大戦中にヒトラーのナチスが戦場で早く戦士にご飯を食べさせて、直ぐに戦いの準備ができるようにするために発明されたものです。

通常の物体を温めるには、下から火で熱して、鍋に熱を伝えて温めます。また、IHヒーターも、鍋の底を振動させて熱を鍋に発生させています。

ところが、この電子レンジのマイクロ波は、鍋や入れ物は関係なく、直接に物体に働きかけます。東京タワーの電波塔から発射される電波と同じマイクロ波と呼ばれるもので、1秒間に24・5億回の振動を物質の原子に当てて、食品自らが内部から熱を発生させています。

戦後すぐに、ソ連がこの技術を持ち逃げし、原子力研究所で徹底的に調べたところ、国民に使わせるべきでないと結論を出しました。そして、ソ連が崩壊するまで、この電子レンジは発売禁止になっていました。

電子レンジでお湯を沸かし、それを冷まして水にしてから植木鉢にかけると、この花は直ぐに枯れていきます。水を使った実験で、種の発芽率は、普通の水だと98％も発芽するのに対して、電子レンジで温めて冷ました水だと25％へといっきに下がります。

電子レンジで解凍した血液で即死

アメリカでは、手術の輸血に使う血液はたいてい冷凍保存されていますが、これを輸血前に湯煎《ゆせん》で解凍します。ところが、簡単な腰の手術を受けた患者が、電子レンジで解凍した血液で輸血を開始して即死しました。

非常に敏感な子供は、電子レンジの湯冷ましの水を飲むと、必ずお腹が痛くなります。

電子レンジで温められたミルクを飲むと、多くの子供が腹痛を訴えます。

なぜでしょうか。

電子レンジを使うと、食品のビタミンB群すべて、ビタミンC、ビタミンE、ミネラル成分の60～90％は破壊されます。

野菜、果物に含まれるフラボノイド系の抗酸化物質の96％が壊されます。

食品に含まれるタンパク質をつくる20種類のアミノ酸の形は、自然界の形ではＬ－型（トランス・アミノ酸）ですが、Ｄ－型（シス・アミノ酸）、つまり、神経毒・腎臓毒性を示すものに変わります。

すべての素材が持つ自然の力が、60～90％は損失してしまいます。

電子レンジで温めたものは、内部が変質した食べ物になります。これが、お腹が痛くなっていた原因です。
また、それを食べた敏感な身体が、異変を察知して、アトピーが悪化したり、喘息が悪化したりします。

8　目薬、点鼻薬で喘息が引き起こされる

花粉症の点鼻薬１滴でもこわい

お母さんが、花粉症のときに自分で使う薬を使って子供の風邪を楽にしてやろうと思い、ひどい状態になった話を紹介します。

生まれて2か月の赤ちゃんが、5歳の兄弟と共に風邪をひきました。鼻が詰まって呼吸が苦しそうなので、薬局で買ってきたいつも自分が使う花粉症の点鼻薬を、赤ちゃんの鼻にそれぞれ1滴ずつ入れました。

間もなく、赤ちゃんは、目を閉じて、肩から力が抜け、呼びかけても応えなくなりました。そして、額に汗をびっしょりかき、顔から血の気が引いていきました、体温が通常は37℃ぐらいあるのが35.8℃まで下がりました。

これは、この薬に含まれていた硝酸ナファゾリンという成分の血管収縮剤が原因でした。そして、

小さな子供だから起こったわけではないのです。たったの1滴、わずかの量……という考えは、間違いです。

β—遮断薬《しゃだんやく》が喘息を引き起こす

目薬は、β—遮断薬が喘息を引き起こすといわれています。たった1滴くらいなら大丈夫と考えがちですが、そうではありません。

目薬をさすのに1滴（０・０４ml）で済むものを、2滴さす人が多くいます。目は、1滴つまり０・０４ml以下しか涙として目に保つことができません。それで、この余分なものは、必ず目から溢《あふ》れてきて、涙として垂《た》れてきます。

直ぐに拭き取れば問題は起こりませんが、鼻の所まで垂れてきたときに拭き取ると、鼻の粘膜から吸収される場合があります。体全体が粘膜とつながっているので、これがそのまま脳に行き、喉や肺の血管を収縮させ、喘息を悪化させます。これで呼吸が止まり、死に至る可能性もあります。

外側に使う外用薬なら安全だと安易に考える人がいますが、そうでしょうか。

鼻、口、胃、腸の粘膜は、１つにつながっています。

身体中の粘膜には、IgAという免疫細胞の地雷のようなものが埋めてあります。ここで、身体に入ってきた毒や菌などを他の免疫細胞に知らせてから、熱を出させたり、免疫細胞が集まり、戦争のようにその毒を壊したり、菌を殺したりして身体に反応させます。

「点鼻薬や目薬などはたいしたことはない」、「わずかだから、たいしたことはない」―これは、全くの間違いです。これを軽く考えると、死にもつながります。

9　白ワイン、フルーツケーキ、ジャムを食べるとひどくなる

亜硫酸塩を使う食品が非常に多い

白ワインをつくり、ワインを発酵した後にさらにワインビネガーのお酢をつくるとき、酸化防止剤として亜硫酸塩が使われます。

この亜硫酸塩を使う食品が非常に多く、普通の人はこれを固有名詞で呼ばないで添加物と呼ぶので、すべての添加物が悪者になってしまいます。

ですから巷《ちまた》では、「無添加」が安全とかいう意味のない会話が頻繁に聞かれます。

これらの人々は、砂糖、お酢、塩、みそ、昆布などが添加物だとは認識していないようです。まさに、日本人が悪い、アメリカ人が悪い、中国人が悪いと言ってしまうようなものです。はっきりと固有名詞で誰々が悪いと覚えておくべきです。

話を戻しましょう。缶詰、ジャム、ヨーグルトにかけるフルーツソースにも多くの亜硫酸塩が含まれています。亜硫酸塩の1つである二酸化硫黄は、アルコール飲料やお酢、ドライフルーツの保

存料、漂白剤、酸化防止剤に使われています。

また、特に、見た目をよくするために、レンコンや干ぴょうを白く見せるのに使われています。

その他にも、漂白作用として使用されているものに、煮豆、水あめ、エビがあります。

亜硝酸塩

酸化防止剤とは別の物で、亜硝酸塩があります。亜硝酸塩は、非常に毒性が強いために、生命にかかわる危険なボツリヌス菌を退治するのにぴったりなのです。

ハムやソーセージなどは、肉をいったん粉々にしてそれを固めます。そこに、空中にいるボツリヌス菌が入り込むと、かなりの確率で人を死に至らしめるボツリヌス中毒が起きます。そのために、亜硝酸塩を使ってハムなどからボツリヌス中毒をゼロにしようとしているのです。

実際は、身体への負担をなるべく少なくするために、もっと毒性の弱いソルビン酸カリウムが使われているものもあります。

それで、ハム、ソーセージ、かまぼこ、明太子、魚の干物、魚介類の加工品の多くにこれらのいずれかが入っているのです。

喘息・アトピーを悪化させる

健康食品を取り扱う店では、これの入っていないものが売られています。ただし、ハムなどは、非常に色が悪くて腐った薄茶色をしているので、食べる気が起きません。あのピンク色のきれいなロースハムは、この亜硝酸ナトリウムを使っているのです。普通に肉を食べるよりも、遙かに喘息・アトピーを悪化させます。

亜硫酸塩は、血管を拡張したり、血液中のヘモグロビンの鉄を酸化させたり、血液の酸素運搬能力を低下させたり、血球を壊して、それが血漿《けっしょう》中や尿に出て、尿細管を閉じさせるといわれています。

フルーツケーキは、普通のケーキ以上にアトピーや喘息を悪化させます。それは、亜硫酸塩が胃に入ると、胃液が塩酸だから化学反応を起こし、二酸化硫黄に変わります。二酸化硫黄は、ヒスタミンをたっぷり蓄えた肥満細胞（マスト細胞）に取りつき、次々に破壊していきます。ですから、肥満細胞に入っているヒスタミンがあちらこちらで大量に放出されて、喘息が悪化します。

ヒスタミン、ロイコトリエンなどは体に必要な成分ですが、大量に放出されると、痒みや痛みの原因になります。前述とは別のたとえですが、肥満細胞は、それを蓄えておくタンクローリのような働きをしています。これが破壊されれば、路上でタンクローリが次々に爆発するようなものです。

あなたがアトピーや喘息なら、お弁当にウインナソーセージなどは入れないようにしましょう。おいしいですが、頻繁に食べるべきものではありません。また、これらのハムやソーセージを頻繁に食べるヨーロッパでは、赤血球が破壊されて、貧血の人が多くいます。

肉や魚の加工食品は、おいしく、手軽に食べられますが、非常に気をつけて食べるべきものです。

第4章　冷えは、痒み、喘息の元凶

《禁忌2》

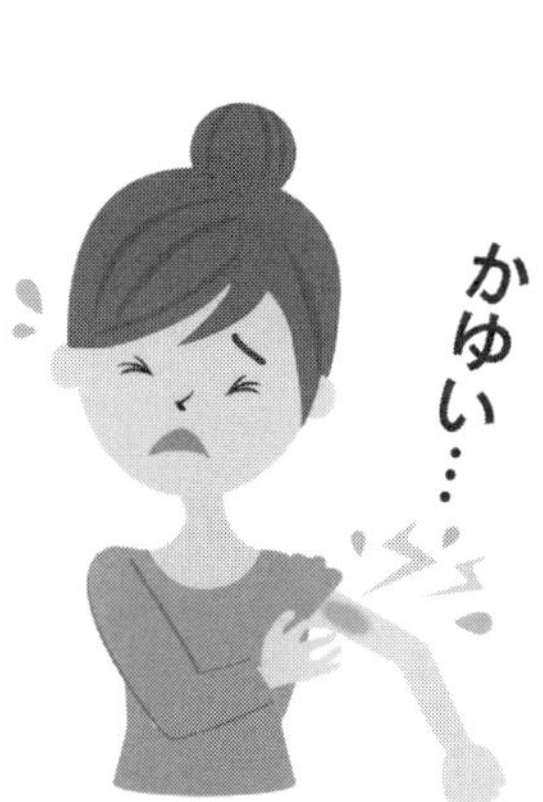

1　夜更かしで体温が低下すると痒みが悪化

冷えと病気は関係ないのか

「冷え」は、西洋医学ではその発想がないので、全く病気とみなしていません。その影響を受け、一般的には「冷えと病気は関係ない」と考えてしまいがちです。

体温を測る場合、たいてい脇の下で測ります。平熱では、平均35・5℃から37・1℃くらいです。

健康な人の平均体温は、36・8℃前後です。37・0℃の人は、ほとんど風邪などひかない人です。一方、36・5℃以下の人は、何かある度に風邪をひいたり、寝込んだりしています。サーモグラフィ計で表面温度を測ると、もっと大きな違いが見えてきます。

健康な人とそうでない人の頭から胸、お腹などでの温度差はありませんが、健康な人の手や足の温度が36℃なのに対し

【図表27　健康人とそうでない人の体温差】

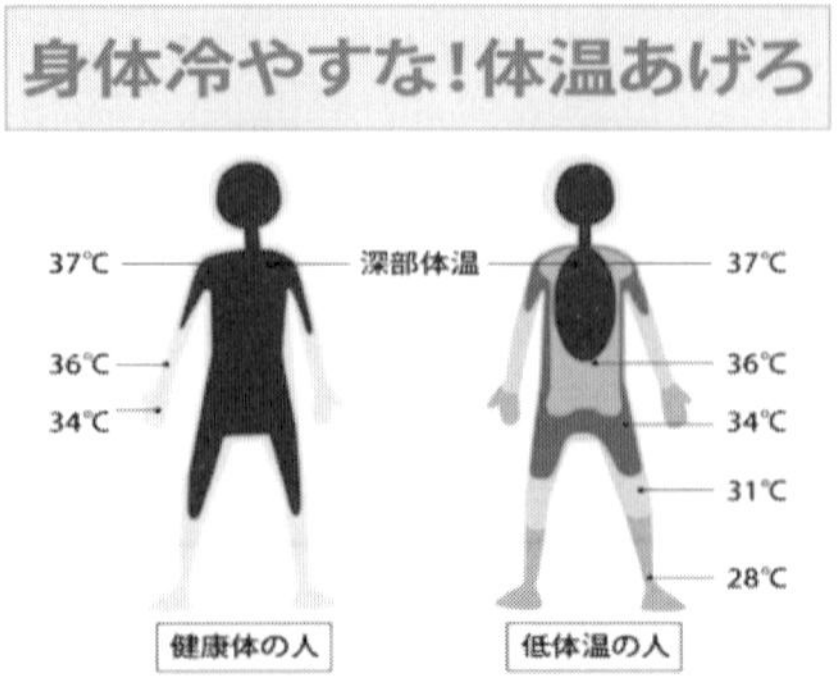

【図表 28　夜更かしをする人の体温】

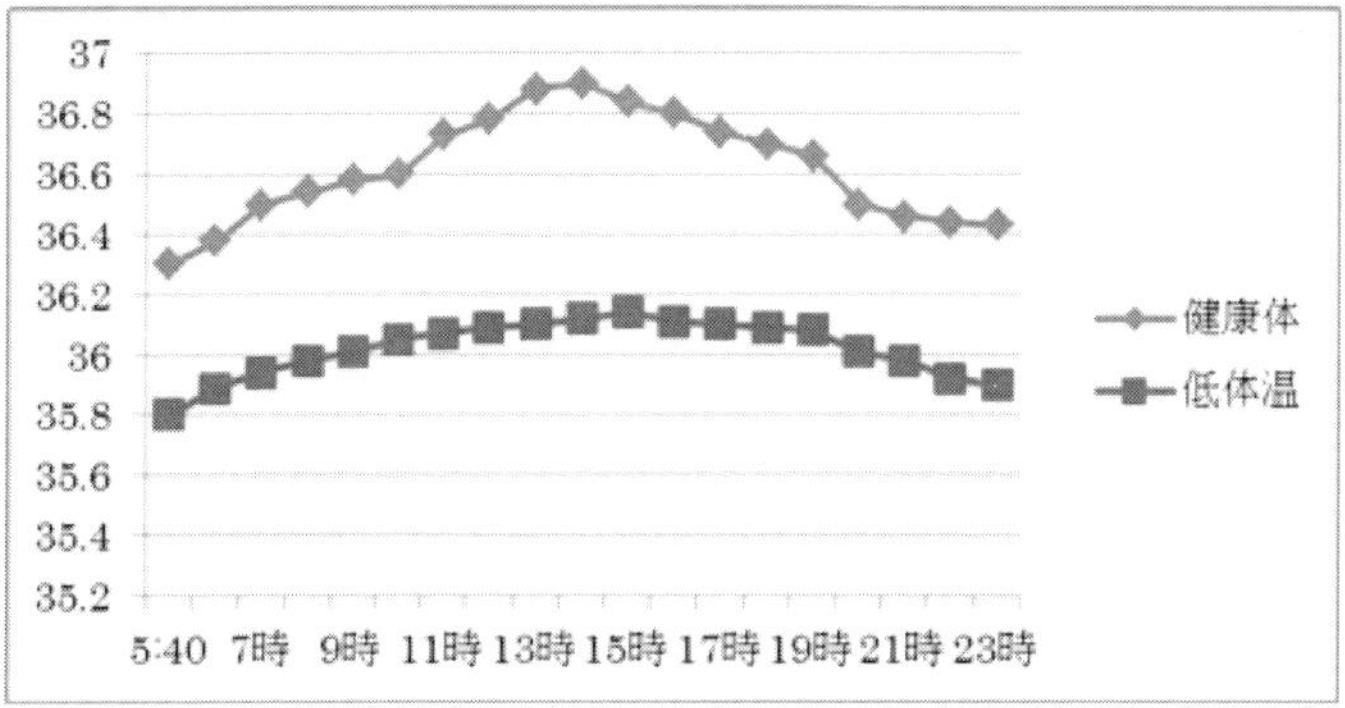

て、不健康な人の手や足は28℃と異常に低い数字が出ています。特に、それは、膝から下であったり、手の甲であったりします（図表27参照）。

なぜ低体温が起こるのか

よく低体温と聞きますが、いったい何度で低体温になるのでしょうか。一般的に、平熱で36・5℃に達していない人を低体温と呼んでいます。

では、なぜ低体温が起こるのでしょうか。

間違った情報からお伝えしますと、「朝ご飯を食べないから」といわれています。

これは、根拠のない理論です。

体温は、もともと朝起きたときが最も低く、身体を動かすうちに徐々に高くなり、昼の12時から15時頃が最も高くなります。

実は、夜更かしが、低体温の大きな原因の1つです。

夜更かしする人々の体温は決まって低くなっています（図

表28参照)。どうしてでしょうか。

人の体温

人の体温は、睡眠を中心にして波のように変化します。起床時に最も低く、昼過ぎに最も高くなるようになっていますが、これは、正常に寝たり起きたりした場合で、夜12時過ぎに寝る人にはあまりあてはまりません。

例えば、夜10時前にいつも寝ている人の体温は、起床時に36・3℃あり、昼の3時頃には36・9℃ぐらいまでになっていると思われます。

現代では、ゲーム、インターネット、テレビ、電話、などにのめり込んで夜更かししている人が多くいます。夜中の1時、2時に寝る人は、起床時に35・8℃、昼の2時・3時の最高体温でも36・1℃くらいまでしか上がらないでしょう。

健全な睡眠をとっている人の体温は、1日の上がり下がりの幅が大きいのに対して、夜更かしをする人の日格差は、幅が非常に狭く、さらに起床時の体温が非常に低くなる傾向があります。これが、低体温の実態です。

眠いと感じるのは

われわれが眠いと感じるのは、脳の中にある松果体《しょうかたい》(松の実程度の大きさ)と呼ばれる非常に小さな部分から、わずかな量のメラトニンと呼ばれる物質が分泌されているからです。これの分泌によって眠気が生じます。朝に日差しを浴びてから、15時間〜16時間後に出てきます。

このメラトニンが分泌されると、手や足の動脈の最末端の血管が広がり、手や足に大量の血液が送り込まれ、手や足が温かくなります。その代わり、身体の本体の部分には血液の運ばれる量が少なくなるので、脇の下で測った体温は少しずつ下がります。そして、身体全体の緊張した状態が和らぐので眠くなるのです。

ところが、毎日、深夜の1時や2時に寝ている人は、寝る時間よりずっと前にメラトニンが出ているはずですが、それを無視している人たちです。

それを繰り返すと、メラトニンの分泌が少しずつ減ってきたり、この分泌が短時間に集中して起こるべきなのに、出かたが狂い出したりして、１日中だらだらと分泌します。

そうすると、通常の睡眠をとる時間になっても眠くならなくなり、体温の上がり下がりが波を描かなくなり、平坦で低い体温の身体になります。

これがさらに進むと、不眠症を招いてしまいます。

低体温症の身体になってしまうと、平均体温が1・0℃近く下がります。そうなると、代謝が13〜50％も下がり、免疫細胞を37〜83％も死滅させます。

その結果、皮膚の表面にいる黄色ブドウ球菌などが、いっきに増殖し出してきて痒みが増してくるのです。

【図表29　4人家族の1年間の食費関連の出費】

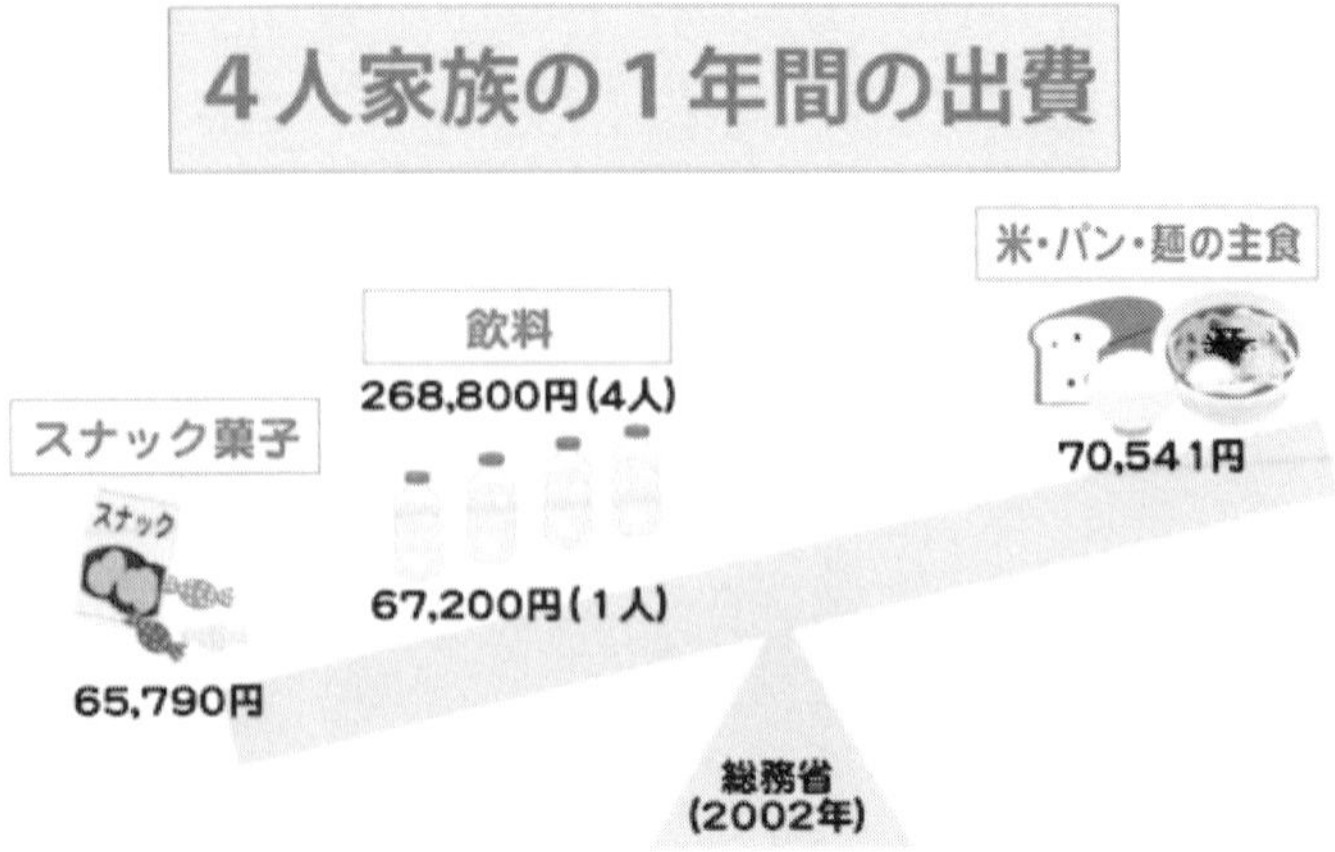

2　ペット飲料で痒みが悪化

冷えをつくり出す最も大きい外的要因

日本人の4人家族の場合、前にも述べましたが、平均、1年間に主食である米やパン、うどん等に70,541円しか使っていないのに対して、ペット飲料や缶コーヒーやジュースには268,000円も使っているという報告があります（総務省2002年調べ）。2015年においては、飲料メーカーの売上はもっと伸びているので、この数値より多く消費しているでしょう。

冷えをつくり出している外的要因で最も大きいのは、ペット飲料など冷たい飲み物と氷の入った水を大量に摂取するようになったことです。さらに、その中に含まれる糖分が原因です。

糖分は、亜鉛の消費を多くします。亜鉛不足により皮膚の再生不足が起こり、痒みにつながります。また、糖分の分解にビタミンB_1を大量に消費します。それによりビタミンB_1不足が起こり、血中の中性脂肪を増加させ、血小板の凸凹を悪化させるので、血液が固まりやすくなり、そのため血行が悪くなり、酸素不足を起こし、酸性の中間産物の乳酸を各細胞に蓄積させ、痒みや痛みをひどくさせると考えられます。

氷水などは胃に入ると体が冷える

物理的に冷たい氷水などは、胃に入ると体が冷えてきます。冷やされた胃の周りの血液が冷却されて身体中を廻るので、身体がどんどん冷えます。特に、夏場のアイスクリームやかき氷は、健康な人の体を冷やすにはいいのですが、これを繰り返すとアトピーが悪化します。さらに、気管支が収縮して呼吸ができなくなり、秋からの空気が冷たくなると喘息にもつながります。

日本人が、身体を温めなくなった要因としては、図表30のようなものが考えられます。

【図表30　日本人が身体を温めなくなった要因】

- 温かいみそ汁を飲まなくなった
- 朝、お粥などを食べなくなった
- 冷蔵庫から出したばかりの冷たいものを頻繁に口に入れている

・氷の入った水を飲む、冷えたペット飲料を飲む
・1年中夏にできる果物を多く摂取する
・冬でも温室で栽培することで夏の果物を食べる
・輸入によって南国の果物を食べられる
・果物のジュースをよく飲む
・夏でも冬でも薄着が流行し、いつも身体を寒さに晒《さら》している
・エアコンで1年中体を冷やし続けている

アトピーの人は揃って低体温

アトピーの人は、揃って低体温の人たちです。また、エアコンを常に使う人たちです。

アトピーの人は、皮膚の発汗をコントロールしている汗腺が壊れているので、汗をかくことが不十分です。皮膚表面で温度が上がったとき、それによって痒みの原因となる黄色ブドウ球菌などが繁殖し、痒みがどんどん増していきます。汗は、皮膚表面のpHを下げる働きがあるのですが、汗をかかないと、その成分の乳酸や尿酸が分泌されないためにpHが下がらないので、黄色ブドウ球菌を繁殖させてしまうのです。

これらの習慣によって、身体に冷えを起こして、痒みが抜けない悪循環ができています。

冷えの体内での仕組み

　では、冷えとは、体内でどういう仕組みになっているのでしょうか。

〈心臓を出た血管は、太い５００円玉くらいの大動脈から、次第に細くなって最終的には毛細血管になりますが、毛細血管の太さは髪の毛の20分の1の細さしかありません。

　通常、手の皮膚の表面近くの毛細血管を流れる血液は、手全体の血流量の20％程度に過ぎません。残りの80％の血液は、もっと深い所にある血管を流れています。ところが、外気温が下がって寒いと感じると、毛細血管を飛ばして、0.1～0.2㎜ほどの細動脈から細静脈へバイパス経路（グロームス装置）を使って直結されます。

　これは、生命に必要な心臓や脳などの身体の内部の体温を維持するように、血流を優先的に廻して、命に直接関係のない皮膚への血流の流れを遮断させているのです。つまり、20％の血液が、毛細血管を通さずバイパスを介して内臓を守る働きをします。そのために、皮膚表面に血液が流れなくなり、痒みがどんどん増してきます。免疫細胞も、栄養も、酸素も行かなくなり、だんだんと皮膚のところで雑菌が増殖してきます。それで、アトピーが悪化してきて痒くなるのです。

　一度、手足が冷えると、温かい部屋に入っても、温まるまで時間を要します。グロームス装置には弁があって血液を調節していますが、この弁が閉じるときは早いのですが、弁が開き始めるには10～40分程度の時間を要します。ですから、いったん冷えた手や足は、すぐには温まらないのです。

　ところが、お風呂などでお腹の部分を温めると、命の危機を脱したと判断し、皮膚へも血流を回復させ、また血管が広がり大量の血液が流れ入り、免疫細胞が少しずつ雑菌を駆逐していくので、痒みがだんだん和らいでくることを多くの方が自分の身体で体験されていると思います。手の霜焼けは、このグロームス装置と呼ばれるバイパスの働きにより起こっています。

冷えが身体にある人、また多くのアトピーの人は、このバイパスを使って血液が流れているので痒みが一層ひどくなっているわけです。

3 コーヒーを飲んだら悪化

コーヒー、紅茶、烏龍茶、緑茶は体を冷やす

コーヒーや紅茶や烏龍茶、緑茶は、いくら熱くして飲んでも体を冷やす働きがあり、常にこれを飲んでいると身体はどんどん冷えてきます。

中医学では、食べ物を寒・涼・平・温・熱と5段階に分けて見ています。

身体に熱を持つ人、身体に冷えがある人は、みんな寒の性質をもったものを好みで食べていますが、あまり偏り過ぎるとどんどん病気の状態になります。食べ物は、いくら美味しくても、好きなものだけ食べていればいいわけではないのです。

その中で、いくら温く熱しても、身体を冷やすものがあります。その最たるものが、コーヒーやお茶、白い砂糖、お酢、スイカです。

今はあまり使っていませんが、風邪をひいて熱がある場合に、川芎茶調散《せんきゅうちゃちょうさん》といってお茶を成分として使って熱を下げる処方があります。

ですから、アトピーの人は、砂糖のたっぷり入ったペット飲料やチョコレートなど甘いもの、お酢の飲料を摂ることで、冷えが生じ、アトピーが悪化してくるのです。

お茶などは、「カテキン」を誇大広告のように謳っていますが、多くの点において体の不調を招く恐れがあるので、アトピーの人は特に気をつけて飲むようにしてください。

この冷えの発想が西洋医学にはないので、ステロイドの知識や薬だけでは、痒みをごまかして塗っているだけになり、それで治らないのです。

アトピーの人にとって冷えを理解することは、非常に重要な知識となります。

痒くならないために、冷たいペット飲料だけでなく、お茶や糖分を控えましょう。

4　睡眠不足で悪化

悪化は何時に寝るのかがポイント

よく睡眠のことについて質問をされますが、「10時間寝たらいいの」、「7時間では足りないの」

という類いのものです。

痒みの悪化ということに関しては、時間の長さはあまり問題にはなりません。むしろ、何時に寝るのかということが最も大切になってきます。

人間の身体の修復についていえば、夜10時までに睡眠に入っているのがベストです。特に、夜10時以降、翌朝の2時頃までの間に血液も含めて7割から8割が修復される時間になります。

人間の身体は、個人差がありますが、平均24時間10分前後の体内時計があり、朝に日差しを浴びることでリセットされます。これは目だけでなく、皮膚でも光を感知しています。

リセットされてから、15、16時間ぐらい後に眠くなるメラトニンという脳内物質が分泌されて、どんどん眠くなるはずです。ところが、これを無視して夜更かしをしていると、だんだんメラトニンが分泌されなくなります。

最も重要な働きをする成長ホルモンが夜の10時頃から同時に出始めるのですが、夜更かしを続けていると、最も大切な成長ホルモンがあまり出なくなります。

「自分は子供ではないから、成長ホルモンなんて関係がない」と思われるかもしれませんが、この成長ホルモンが出ているときが皮膚の修復や製造が行われているのです。

夜勤明けの人が、明け方から12時間寝るような生活をしてもアトピーは悪化します。12時間も寝たからといって、安心できないのです。それよりも、夜10時前に寝て、5時間しか睡眠を取らなくても、アトピーの痒みは増しません。

ストレスの原因となるコルチゾールを分泌する肝臓

ストレスの所でも書きましたが、皮膚の上の新しい細胞をつくり出す「線維芽細胞」や「肝臓」にもストレスの原因となるコルチゾールを分泌するところがあり、コルチゾールは血液に乗って全身に情報が行き渡ります。

さらに、血液に乗って皮膚表面まで来たコルチゾールが、皮膚にある線維芽細胞を刺激してコルチゾールを製造させるので、さらに濃度が高くなります。したがって、皮膚では、半端でない量のコルチゾールが蓄積されていきます。

つまり、アトピーの人にとって痒みの大元の部分である皮膚でどんどんコルチゾールがつくられ、抑えるはずの自分の免疫細胞を破壊していくので、痒みの原因をつくり出す黄色ブドウ球菌、白癬菌、ダニ等が止めどもなく増え、痒みが増してくるのです。

加えて、免疫細胞が狂い出すので、仲間の好塩基球が肥満細胞（マスト細胞）を破壊させます。そして、そこに含まれるヒスタミンやロイコトリエン、炎症物質であるプロスタグランジンE_2までも、いっきに周りにまき散らすことになり、痒みがこれでもかと襲ってくるのです。

睡眠不足が、単なる疲労や眠気だけに収まらず、アトピーの人にとっては「痒み」または、「喘息」にもつながるのです。

夜更かしは、低体温症にもなり、痒みが増すので禁物です。痒みを増やさないようにするのに、早く寝て、早く起きるように心がけてください。

5　小麦アレルギーはどこから

製粉工場の人はブラン入りパンは食べない

パン工場に10年以上勤めている人や、小麦をつくる製粉工場に勤めている人々は、必ずといっていいくらい小麦アレルギーにかかっています。なぜなのでしょうか。

ある知り合いから聞いた話ですが、製粉工場に勤める多くの人は、「ブラン（ふすま）入りのパンは、絶対に食べないよ」、「特等粉以外食べないよ」と言っていました。

どういうことでしょうか。

一般の人には、「ブラン」や「ふすま」と言われてもわかりづらいと思います。ブラン入りのパンとは、米でいえば精米していない玄米のようなものです。ブランは、小麦の外側の茶色の外皮と考えていいでしょう。

オールブランと表示されたパンは、小麦の白い粉を包んでいる外側の茶色い皮もすべて含めて粉々にした原料でつくられたパンです。ですから、黒っぽい斑点のあるパンに仕上がります。

ところが、この見た目が悪い外側のブランにあたるところには、コメの玄米と同じ食物繊維がたっぷりと含まれているうえ、その他の栄養分も豊富にあるので、これを食べることをすすめる栄養学の書物が多いのです。

では、アレルギー原因物質はタンパク質なので、小麦の何がアレルゲンとなっているのでしょうか。小麦のアレルゲンは、ω－５グリアジンと出ていますが、これが原因で本当にアトピーがひどくなっているのでしょうか。

繁盛ラーメン屋が店じまいするのは

家の近くにあるおいしいラーメン屋さんが、「当分の間休業します」と張り紙をして店を閉めてしまいました。他のひいきにしていた店でも、数年前に廃業してしまいました。

それらの店は、決して繁盛していないわけではないのです。むしろ最盛期に、突然、「店主が、病気のため……」とは、よく聞く話です。どうしてラーメン屋さんに限ってそんなことが頻繁に起こるのでしょうか。

もちろん、働き過ぎで過労のためにそうなってしまう場合もあるかもしれませんが、実は、納得できる事実が隠されています。これは、ラーメン好きの人にもあてはまる話で、対岸の火事ではなく、これを読んでいるみなさん全員の健康問題でもあります。

曲者は輸入小麦

ラーメン屋さんの麺は、主に黄色い色のかん水と呼ばれる麺を縮れさせて美味しくする添加物（炭酸カリウム、炭酸ナトリウム、炭酸水素ナトリウム、リン酸類のカリウム塩もしくはナトリウム塩のうち一種もしくは二種以上含むもの）が加えられています。そして、麺の原料は主に小麦からできていますが、これが曲者です。

日本の国産小麦は、自給率が約15％といわれていますが、多くは、タンパク質成分にあたるグルテンが少ないので、膨らむ必要のないうどんなどの原料にまわされています。したがって、ほとんどの製品は、輸入小麦に頼っているのが現状です。パンに至っては、99％が輸入に頼っています。ラーメンや焼きそばなどの麺も、同じく99％が輸入の小麦で賄《まかな》われています。

その小麦が、小麦アレルギーなどの問題を起こしているのです。

※「未病研究所のホームページで続きを読む」

インターネット上で、ＰＤＦのファイルをダウンロードできます。次のＵＲＬ等を入力してください。

URL　未病研究所 .pw
ID　mibyo2015
PW　pre39sent

第5章　痒みを根本から薬草と断食で簡単にやっつける《治癒編》

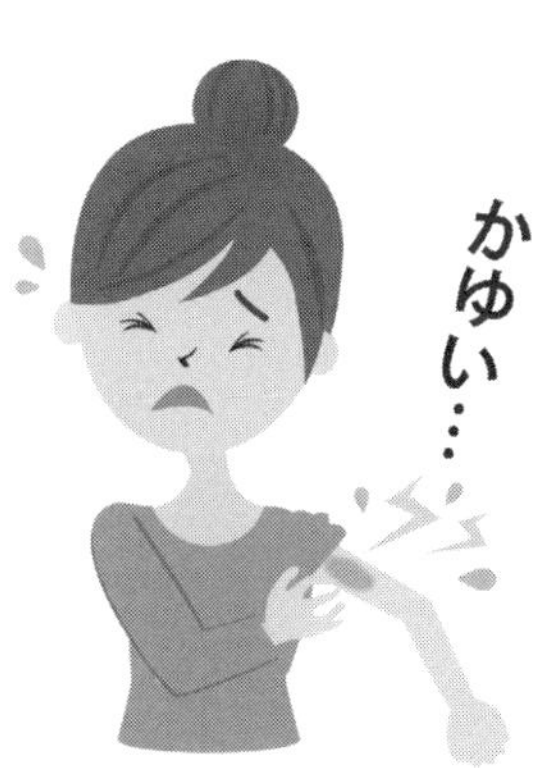

1　お風呂で石鹸は使ってはならない

アトピーの人は高価な石鹸？

毎日生活をしていると、身体が汚れて、汗臭くなるので、それを洗い流すために、基本的に石鹸で体を洗います。また、ボディソープ、ボディシャンプーと称する液体の石鹸を使っている人もいるでしょう。

アトピーの人は、身体を洗うときに何を使えばいいのか、非常に悩まれているのではないでしょうか。

例えば、普通の石鹸は、1つ、安いものだと50円から100円程度で買えますが、アトピーの人は1、000円～2、000円もするような高価な石鹸を使っているケースが多いのではないでしょうか。

でも、高い値段の商品をどうして使う必要があるのでしょうか。

・一般的な石鹸やボディソープだと傷口やジュクジュクの皮膚炎の箇所に石鹸の成分がいっきに入り込み痛く感じるため高価な物を選ぶ。

・乾燥アトピーのため、洗い上がりのカサつきを軽減させるのに、あえて高価な石鹸を使う。

そういった理由で使っていると思われます。

怪我のときを考えよう

みなさんは、指を切ったり、足などに怪我をしたりしたときはどうしますか。切り口に絆創膏を貼って、極力水やお湯にさらさないようにしますよね。

アトピー性皮膚炎になっている部分は、皮膚が破壊されていて、切り傷と同じく修復中のはずです。その箇所を石鹸やボディソープで洗うと、修復中の部分が溶かされてズタズタになり、修復にさらに時間がかかります。

できることなら、傷口を石鹸などで洗いたくはないでしょう。でも、そうしないと、汚れていて汚い、臭い、痒いという状態になります。そこで、仕方なく、ステロイド軟膏を塗ったり、飲み薬を飲んだり、さらに特別な乳液や軟膏を塗ったりしているのでしょう。

もし、石鹸を使わないとどうなるのでしょうか。汚れが落ちない、臭いも消えない、痒みも消えないとなります。これが石鹸を使う目的です。

しかし、アトピーを早く治すためには、石鹸、ボディソープの使用は避けるべきです。

皮膚を破壊せず皮膚を清潔に保つ３つの方法

では、皮膚を破壊せずに、かつ皮膚を清潔に保つ方法はないのでしょうか。

それを解決する方法を3つ紹介します。

(1) 普段お風呂でシャワーを浴びる際は水道水を使わない

お風呂でシャワーを浴びる際は、水道水を使います。しかし、水道水には、カルキ、別名塩素（次亜塩素酸）が含まれています。これが修復中の皮膚をダメにする原因です。塩素を取り除くシャワーヘッドに取り換えましょう。インターネット上で売っているので、そこで購入するとよいでしょう。5、000円前後で買うことができます。

しかし、傷口に水をかけることは避けられませんので、ここは少し我慢しなければいけません。

(2) 浴槽には「十薬《じゅうやく》（ドクダミ）」を入れる

次に、浴槽に入れるハーブを紹介します。十薬といって、一般にはドクダミとも呼ばれています。これを浴槽のお湯に20〜50gほど入れてください。入浴剤と同じように使用してもらえばよいのですが、そのまま入れると茶渋がついたように浴槽が汚くなるので、ガーゼなどに包んでから浴槽に入れるとよいでしょう。

これを入れると、菌の繁殖を防いで、お風呂あがりに痒くなることを防ぎます。図表31のグラフでわかるように、これでほぼ1

【図表31　ドクダミの効用】

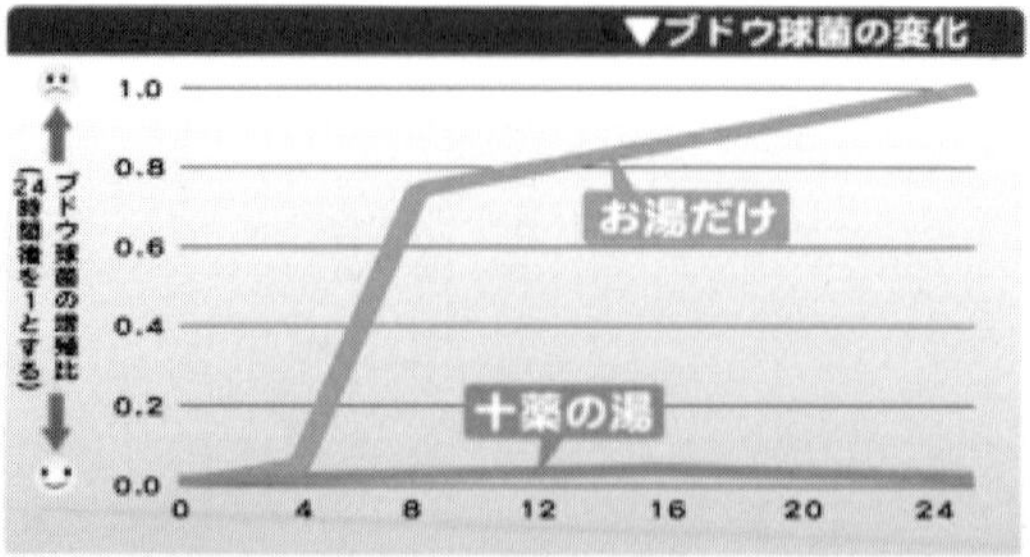

東京ガス都市生活研究所

日痒みから解放されます。

この十薬は、全国のインターネット上の漢方薬店で簡単に手に入ります。５００gが２，０００円前後です。

「ドクダミ茶」ではなく、ドクダミの葉そのものです。ドクダミ茶を使用しても効果はありません。ドクダミは、漢方の薬の世界では十薬と呼ばれています。冬以外でしたら、どこにでも、いつでも道端に咲いています（図表32）から、犬のおしっこのかかっていないようなものを選んで摘んで来たらタダで済みます。

この浴槽のお湯も、先ほどのシャワーヘッドのお湯を用いてください。

【図表 32　ドクダミ】

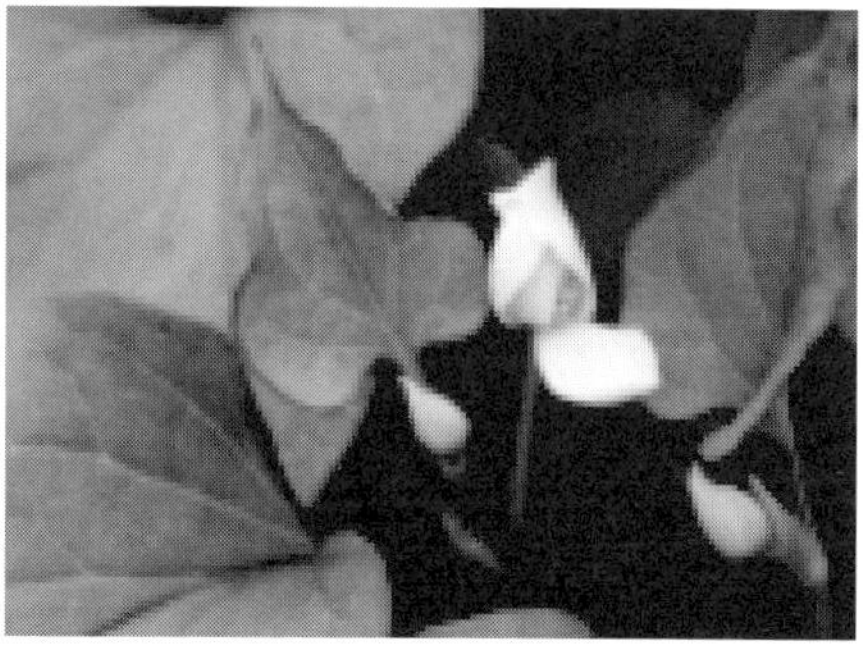

⑶　米ぬかを使用する

アトピーの人は、石鹸、ボディソープなどは使わないでください。石鹸の代わりに、おコメを精米したときに出る「米ぬか」を使用してください。「米ぬか」をガーゼに包んで、それで肌を洗うのです。

「米ぬか」の中には、皮膚の増殖と保護を助ける善玉菌が入っています。これは、健康な人の皮膚の表面にあるブドウ球菌と同じように、外からの悪い菌の侵入を守る働きをしてくれます。

また、皮膚の汚れた油分を落とし、さらに、失った油分を補ってくれます。修復中の皮膚を傷めず、回復を早めてくれるのでいいこと尽くしです。

ただし、1度使ったものをお風呂場に置いて繰り返し使用すると、直ぐにカビが生えてきます。新鮮なものを使いたいので、3日が限界です。

できれば、毎回新しいものと取り換えましょう。カビの生えたものを使うと、もっと悪化して痒くなる可能性があります。

では、髪の毛はどうすればいいのかといいますと、頭皮までひどく悪化していないのなら、普通のシャンプーを使ってもいいでしょう。ただし、肌にシャンプーがかからないように気をつけて洗うことです。

もし、頭皮の部分まで炎症が起きているのなら、重曹で頭を洗ってください。できるだけ、皮膚を傷めないことが肝腎です。

ダメなら紫雲膏《しうんこう》を使う

この3つを実行してもまだ痒みが出るようであれば、紫雲膏という軟膏をお使いください。

中医学では、明の時代から使われてきた軟膏で、抗菌作用と肉芽形成促進作用で、多くの皮膚病を治療してきました。紫雲膏は、次の症状に対応しています。

しもやけ（ひび・あかぎれ）、うおのめ、あせも、ただれ、外傷、火傷、かぶれ（接触性皮膚炎）

などのほか、膿やジュクジュクの液の少ない皮膚症状、また痔核による疼痛・肛門裂傷などに適用されます。

2　朝と夕にはハーブのお粥で改善

健康な人の皮膚とアトピーの人の皮膚

ここからは、皮膚のことに関して詳しく述べていきます。

健康な人の皮膚の最上部は、０・０００５㎜の厚さの皮脂膜でおおわれています。そして、ｐＨが11～12の石鹸で身体を洗っても、汗腺から汗と油を分泌するので、15分以内にｐＨが６前後ほどの弱酸性に戻ります。

ところが、アトピーの人の皮膚は、汗腺が壊されていたりするため、乳酸、尿素などが分泌されず、いつまでもｐＨが10前後のアルカリ性のままです。そのため、痒みの原因となる黄色ブドウ球菌や白癬菌《はくせんきん》が増殖し、痒みが増します。

健康な人の肌は、ｐＨが低く、この痒みの原因となる菌がほとんどいません。むしろ、皮膚を守ってくれるブドウ球菌が、ぎっしりサランラップで包まれているかのように覆ってくれています。この違いは非常に大きいです。

【図表33　表皮の構造】

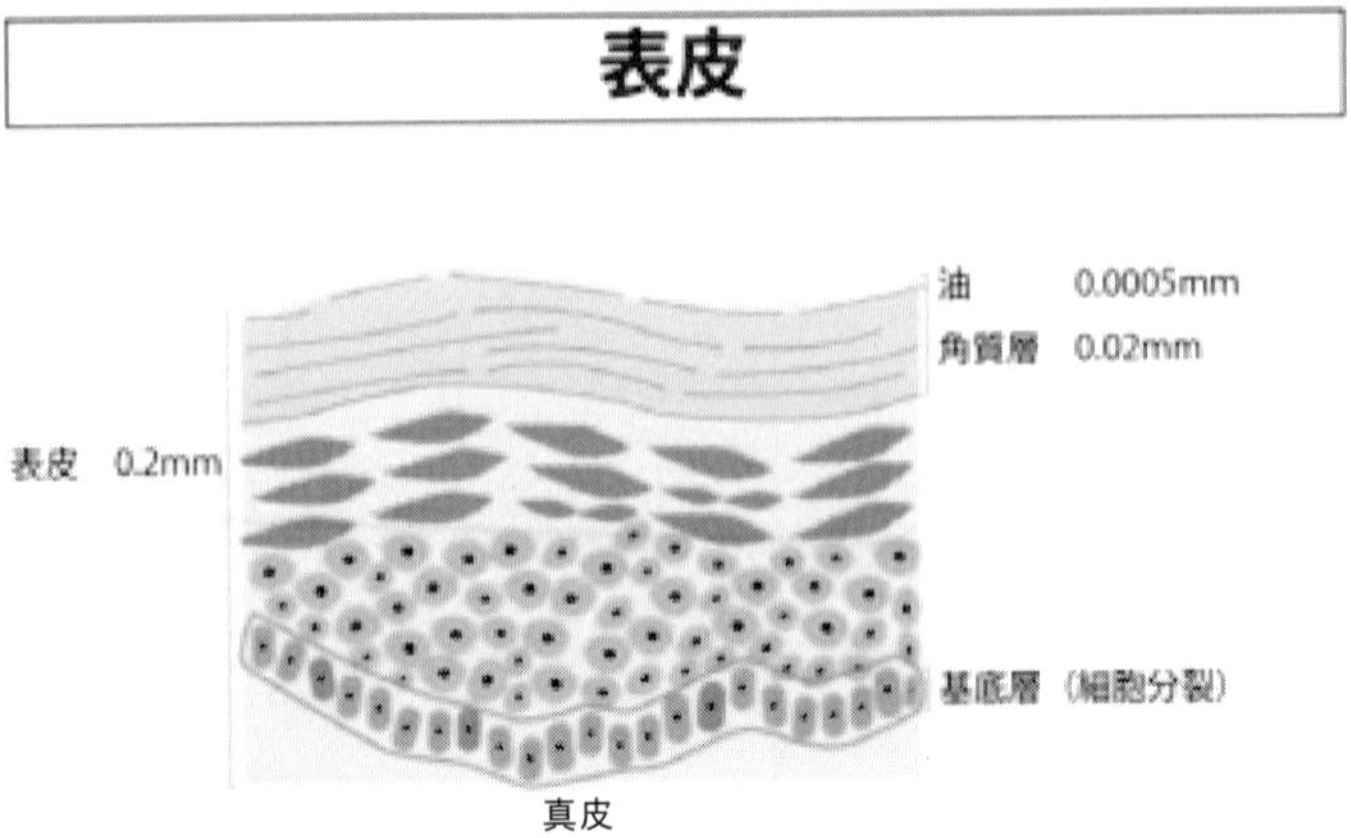

表皮細胞の分裂を促進する薏苡仁《よくいにん》

図表33のように、皮脂膜の下には０・２㎜の厚さの表皮細胞が10層～20層連なっています。その一番深くにある層（基底層）がその下の真皮と接していて、盛んに細胞分裂を繰り返しています。

この基底層から新しい細胞が上がってきて、最後は垢《あか》として剥がれていきます。小さな子供で3週間、大人であれば4週間から5週間ほどで垢《あか》として剥がれていきます。

ところで、この速度を早める不思議なハーブがあります。それが薏苡仁《よくいにん》と呼ばれるものです。

一般には鳩麦《はとむぎ》と呼ばれていますが、ハトムギの茶色い皮を剥いたら白い中身が出てきます。これを薏苡仁《よくいにん》と呼び、漢方薬の処方の生薬の材料として、皮膚の病気によく使われます。

また、とても効果が見込めるので、化粧品や皮膚科でもよく使われています。

薏苡仁《よくいにん》の効果としては、次のものがあげられます。

・身体を温めて皮膚のターンオーバーを早め、皮膚の表面にいる悪い菌である黄色ブドウ球菌やウイルスを殺す働きがある。

・イボのある人でも、このお粥を半年間食べ続けると、イボの中に潜んだウイルスが殺され、イボが消えていく。

このような素晴らしい効果が見込めるからこそ、皮膚科でも使われたり、化粧品にも使われたりしているのです。

市販の薏苡仁《よくいにん》の錠剤は要注意

ここで気をつけなくてはいけないのは、市販のヨクイニンの錠剤です。これは、製造から年月が経っているので、酸化してしまっていて、あまり効果が見込めません。

理想は、皮つきの鳩麦です。しかし、これを取り除くのが面倒なので、せめて皮を剥いた白い粒の状態の薏苡仁《よくいにん》を購入してください。そして、この薏苡仁《よくいにん》をミキサーにかけて、水と合わせてお米のようにお粥をつくってください。

もし、皮のついたものであれば、ミキサーにかけた後、水に入れると皮が軽くて浮いてきますから、それを捨ててからお粥をつくってください。

そして、このお粥を、毎朝、そして夕ご飯に、食べてください。これを続けると、通常の２倍の速度で皮膚が入れ替わります。

それを半年間続けてください。これを行うだけでも、半年後には大きな違いが出てきます。

3　断食で身体をリセット

腸内細菌をよくする最速法は断食

これまで腸内細菌のことを述べてきましたが、この腸内細菌を変えることで、体を改善する方法があります。腸内細菌は、毎日食べている食事と大きな関係があります。

腸内細菌をよくするのに最も早い方法は、断食です。断食を3週間くらい行うと、身体全体に大きな変化が見えてきます。このとき、大腸内も大きく変化します。腸内が改善されれば、あなたの痒みや喘息が嘘のようになくなるでしょう。

断食のやり方

まずは、1日だけの断食を練習してみてください。水以外のものは口にしないでください。水は、十分に飲むようにしてください。摂取する水分が少ないと、脱水症状で、風呂上りに倒れてしまうことがあります。

３日間できれば、次は1週間～10日間に挑戦してみてください。

10日間できれば、３週間に挑戦することができます。

断食は、３日目あたりが最もきつく、４日目からはいくらでも続けられそうと感じます。

断食に入る前に肉を多く食べていると、最後に食べた物の便が出るまでかなり辛くなるので、断食を始める前の数日間は動物性の食品をあまり摂らない野菜中心の食事を心がけるようにしましょう。炭水化物（ここでは決して糖分が入らないようにしてください。菓子パンなどは食べないようにしましょう）を中心に食べることです。昔の日本人の粗食を手本にしましょう。

10日間の断食が終わったら、ゆっくりと元の食事に戻してください。それを、１週間くらいかけて行ってください。いっきに戻すと、必ず、お腹が痛くなったり、便が出なくなったりして苦しみます。

肉類、油類は、完全に復食が終わってからにしてください。

復食（通常の食事に戻すこと）

復食とは、通常の食事に戻すことをいいます。復食は、重湯《おもゆ》から始めて3分粥、5分粥、7分粥、そして普通のお粥として、10日間くらいかけてゆっくりと戻していってください。

復食に失敗すると、身体の健康を完全に崩す場合もあるので気をつけてください。途中で復食を止めたり、復食でいっきに食べたりして、リバウンドしないように気をつける必要があります。こっそり隠れて食べて、自分自身に嘘をつくようなことはしないようにしてください。断食には、強い意思が必要となります。

この段階で、腸内は非常に善玉菌が多い状態となっています。そして、野菜中心の生活を長く続けて、食生活を変えていきましょう。元の痒みに戻らないようにするには、そのまま、粗食の生活を続け、たまに肉類や油類、甘いものなど、おいしい物を食べるようにすると、アトピーに戻ることはないでしょう。

4　腸内細菌を替えれば意外と簡単に消えるかも

善玉菌・プロバイオテックスを摂り入れる

大腸内にいる悪玉菌が、アトピーの人にとって大きな禍《わざわい》になっています。彼らが、自分の皮膚の素をつくるビオチンなどを食べているからです。したがって、この悪玉菌を退治して、替りによい菌を入れるようにすれば、アトピーは意外と早くよくなります。

そのためには、身体によい菌（プロバイオテックス）を摂り入れるようにすることです。

一般的によい菌といえばヨーグルトが思い浮かぶでしょうが、ヨーグルトは牛乳からつくられているのであまりおすすめはできません。豆乳由来のヨーグルトであればいいのですが、それはほとんど市販されていません。また、豆乳ヨーグルトを飲むことだけで、アトピーがよくなるというようなことはほとんどありません。

そこで、カプセルに入ったプロバイオテックスを飲むことをすすめます。しかし、これは、薬と同じく、万人に合うものはないので、１００人飲んで、１００人がよくなるとは限りません。

実際に、自分で試してみるしかありません。しかし、何を飲んだらいいのかわからない方もいらっしゃると思うので、最もおすすめするものを紹介します。

ＮＳ乳酸菌

カプセルに入ったプロバイオテックスの善玉菌というものがあります。それが、ＮＳ乳酸菌と呼ばれるものです。あまりよくは知られていませんが、これは牛乳由来ではなく、モンゴルのネギの漬物から取り出した、生命力のあるものです。これを試したら、断食などを行う必要がないかもしれません。ただし、これまで述べてきたこともよく頭に入れて、併わせて実行をしてください。そうでないと、なかなか改善が見られないと思います。

これをすすめる理由は、彼らが行う実験がとてもまっとうなものだからです。一般に市販されているプロバイオテックスと呼ばれる菌は、「死滅したもののほうがいい」「量の多いほうがいい」という基準で売られています。しかし、この菌は、自分の腸内にいる既存の菌と共生させていくためにはどうしたらいいかを考えて、最適値の量と種類を選んで入れています。

また、この菌を豚の餌に混ぜて食べさせていると、「病気になって死ぬ豚が少ない」、「臭いはずの豚舎が臭くない」という結果が出てきました。

人間と同じく、もし豚の腸内に悪玉菌が多くいれば、豚のいる豚舎では臭くて鼻をつまむはずですが、ＮＳ乳酸菌を与えられた豚の腸によい菌が多く増殖すると、糞が臭くなくなります。

通常売っている菌では、ここまで改善できるものはほとんどないでしょう。だからこそ、これをおすすめするのです。

しかし、繰り返しになりますが、必ずしも万人によいとはいえないので、実際にご自分で試してみてください。大腸が持っている菌とマッチングがよくないと、大きな結果は期待できないかもしれません。ただし、悪くなることはなく、効果がなかったというだけのことです。

現代人のよくない食生活から考えると、ほとんどの人にはよい結果が期待できるはずです。

5　皮膚を外から変える薬と油等

オリーブオイルを使ってみませんか

乳液を使われている人は多いと思われますが、代わりにオリーブオイルを使ってみませんか。

皮膚がジュクジュクの状態の人にとっては、痛みが出る可能性があるので、始めは亜鉛華軟膏

（20％、10％）を使い、まず、乾燥した状態に身体を変えましょう。

「サトウザルベ」という亜鉛華軟膏を多くの人々が使っています。とても効果がありますが、水分を吸収し過ぎる場合があるので、様子を見ながら20％で強過ぎるようなら10％に切り替えてください。

ジュクジュクだった皮膚が少しずつ乾燥してきたら、これを止めて、次第にオリーブオイルに切り替えて、たっぷりと塗りましょう。

始めは、薬局で買ってきた不純物が全く入っていないオリーブオイルを、たっぷりと皮膚に塗り込んでください。使い出して直ぐのときには、滲みるかもしれませんが、そのうち慣れてきます。そして、だんだん慣れてきたら、食用のオリーブオイルに替えても問題がありません。

お風呂に入る前に、オリーブオイルを傷んだカサカサした傷口にたっぷりと塗ります。これは、アトピーの人の皮膚が、入浴によって破壊されるのを防ぐためです。そして、湯上りにも、同じくたっぷりと塗ってください。３週間もしないうちに、古い皮膚が剥がれて落ちてきます。

決して、使い惜しみしないでください。惜しんで使用すると、治るのに時間がかかります。

オリーブオイルは他の油と比べて酸化しにくい

オリーブオイルに含まれる、特にオレイン酸やスクアレン、各種フェノール成分は、皮膚の傷を根本から修復し、また、皮脂に似ている保湿成分がたくさん配合されているため、皮膚を健康な状態に回復するのを助けます。

その他、３００種以上の微量成分（1〜2％）が、他の油と違って皮膚や体内の修復に役に立ちます。医薬品的にも軟膏剤の基本成分としてオリーブオイルが使われている理由です。

バターやヒマワリ油は、１７０℃、2時間で完全に酸化してしまい、油の持っている特性はすべて失われ、むしろ体にとって毒性のある酸化したものに変質します。ところが、オリーブオイルは、完全に酸化するのに１７０℃で72時間もかかります。いかに他の油と比べて酸化しにくいかがわかると思います。

しかし、はじめからオリーブオイルの酸化したものや、価格が安く混ぜ物が含まれるものは、使わないでください。いくら食用といっても、なるべく品質のいいものを選んでください。

美容におすすめは一番搾りの「エクストラ・バージン・オリーブオイル」

美容におすすめなのは、一番搾りの「エクストラ・バージン・オリーブオイル」だけです。「エクストラ・バージン・オリーブオイル」は、酸化度が０・８以下で、完全な風味を持っており、最上級のオリーブオイルです。

それ以外にも、「ファイン・バージン・オリーブオイル」、「オーディナリー・バージン・オイル」、「ピュア・オリーブオイル」、「精製オリーブオイル」、「バージン・オリーブオイル」「ランパント・バージン・オリーブオイル」などがありますが、酸化が1.5％〜３％ほど進んでいるので、あまりおすすめはしません。

やはり、最もよいのは、食用でなく、医薬品のほうの完全に不純物を取り除いたものです。初期の頃はそれをお使いください。

痒みがあれば紫雲膏《しうんこう》を併用

薏苡仁《よくいにん》を摂ってオリーブオイルを使う生活を３か月もすれば、古い皮膚が剥がれ落ち、肌がみるみるツルツルになってくるはずです。

ここで断っておきますが、決して自分ではがすことのないように心掛けてください。これをやると、傷として残りますので気をつけてください。

これまで書いたとおりに実行されたら、６か月もしないうちに、全くの別人になっているでしょう。

また、もし痒みがある場合は、紫雲膏をおすすめします。これは、ごま油と血液を増す働きのある薬草を中心につくったもので、虫刺されなどの痒み止めや霜焼け、痔、けがの傷などにも何千年も使われてきました。インターネット上のアマゾンや楽天などで簡単に手に入りますし、大きなドラッグストアなどでも、注文すれば仕入れてくれるはずです。

頭皮のフケと背中のぶつぶつはアトピーではない

アトピーが治りかけているのに、頭皮だけよくならない。また、背中がニキビのように赤く、ぶつぶつの吹き出物ができる場合があります。これは、脂漏性《しろうせい》皮膚炎と呼ばれ、頭皮の皮脂が多過ぎるために起きます。これは、男性のほうが女性よりも普通は頭皮の皮脂が多いので、男性に多く発生します。

この多過ぎる皮脂を餌にして食べているマラセチアという真菌、つまりカビが皮脂腺に潜んでいます。そして、このカビは、日頃悪い菌が皮膚につかないように守ってくれているのですが、頭皮の皮脂が多過ぎる場合、それがフケのような状態で剥がれ落ちてきます。また、これを放っておくと、多過ぎる皮脂が酸化して老人臭のような臭い状態になります。

対策としては、皮脂を洗い流してくれ、カビも殺すシャンプーが必要です。これには、ケトコナゾール配合のナニゾールシャンプーというものを使ってください。ただし、このシャンプーの欠点は、泡立ちが悪く、爽快感がないことです。

この病気が起こる原因は、日頃の油物を摂る食生活です。また、乳製品であるチーズを使った料理やラーメンなどもこれを悪化させます。さらに、この皮脂腺を刺激するのは、わさび、トウガラシなので、お寿司や、キムチを控えるべきです。

また、この病気は、ビタミンB2やB6が不足している人に起こりやすいのですが、甘い物を好む人、野菜をあまり食べない人が、このカビを発症させやすいとも言えます。喫煙や睡眠不足（夜更かし）もこの原因となっているようです。

夏場に、胸や背中にニキビのように赤くなる場合があります。これも、マラセチア真菌のカビが原因となっています。通常の軟膏や石鹸では全く治りません。

先ほどのシャンプーもありますが、コラージュフルフルというリキッドソープが出ていますから、これを使うのも1つの手ですね。

ただし、もし、使ってみて合わないと思ったら、すぐに止めましょう。

第6章　人生を諦める必要なし

《根本治療》

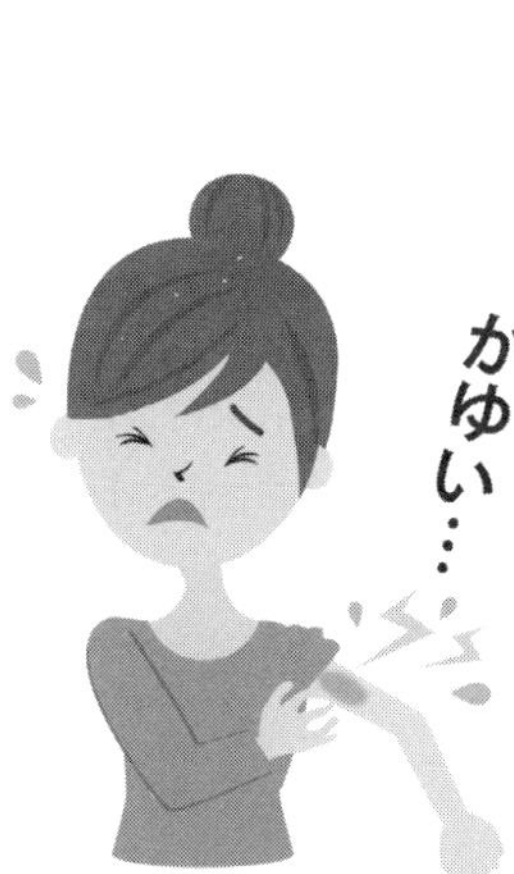

1　多くの患者が言う寛解《かんかい》とは違う

アトピーは１つの対処法では完治しない

これまで筆者が述べてきたものは、一時的によくなった寛解《かんかい》とは違います。腸内細菌を変えるところまでいくと、根本的に変われます。

よく「石鹸を替えたからよくなった」「ステロイドを替えたのでよくなった」「粗食でよくなった」という人がいますが、アトピーは1つの対処法では完璧に治りません。

皮膚を再生するには、深い傷があるのなら、数か月からひどいときには何年もかかります。また、大腸の中でビオチンをつくる菌にあたるアシドフィルス菌を定着させるには、一般にあまり好まれない粗食に慣れる必要があります。その習慣を身につけるには何年もかかります。

油物が好き、スナック菓子が好き、パンが好きと言っていては、アトピーを治すことはできません。ダニ退治のために、高価な布団や空気清浄器を買い、家をすべてフローリングなどに改築しても、それだけではアトピーはよくならないのです。

これまでの記述から、アレルギー物質や免疫細胞の理解が必要だということがわかっていただけたでしょうか。そして、メモリー細胞がなくなるまで、アレルギー物質である「卵」「乳製品」を摂らない食生活を続けていくことが大切だと気づいていただけたでしょうか。食生活を改善して、メモリー細胞を一掃するには、長い年月がかかります。

寛解ではなく完璧に治すには

もし、普通の人が言うような寛解だけなら、十薬《じゅうやく》のお風呂に入れれば、1週間ほどで効果が見られるので、誇大広告的に「アトピーが治った」といえるかもしれませんね。そうだとすると、数千円もかからずに簡単によくなったといえます。

しかし、寛解ではなく完璧に治すには、これまでに述べてきたことを何度も読み返し、実行に移す必要があります。

必要な事項を抜き出して冷蔵庫の横やトイレの壁に貼り、それを毎日眺めることで実行に移しやすくなります。生活を変えないと、痒みから解放されないことをよく理解してください。

お風呂、石鹸、オリーブオイル、重曹シャンプーなど、やるべきことはそんなに多くありませんが、やってはいけないこと、知っておくべき知識はたくさんあります。これを怠ると、他の治療法と同じく、寛解だけに終わってしまいます。

しかし、本当に治ってしまえば、もう嫌な薬を毎日飲まなくてもよくなり、面倒な乳液をお風呂上りに毎回塗らなくてもいいのです。そして、汗腺が正常になり、暑さで普通に汗が出るようになるので、エアコンをつけっぱなしにする必要もなくなり、光熱費もあまりかからなくなります。

これにより、身体の冷えも消えていき、健康になったと実感できます。さらに、痒みが消えます。もっとも、アトピーが改善されても、砂糖の入った飲み物や、氷の入った冷たい飲み物を続けて飲まないようにしてください。そんなことをすれば、また悪玉菌に餌をやることになり、ぶり返すこともあるからです。

2　皮膚が綺麗になって人生が変わった

アトピーの人の嘆き

治る過程を見ていきましょう

痒みが出始めて、病院へ行き薬をもらう。それを塗るけれどもよくならず、いろいろと他にも試す。ただし、薬を塗ったときだけ、痒みは収まっている。

そこで、別の人に相談すると、あそこの病院がいいよと紹介してくれるが、病院を変えてもあまりよくはならない。同じように別の薬をくれるが、治るわけではない。そして、なぜそうなったのかまで、どの医者も教えてくれない。

漢方薬、石鹸、乳液……、人にすすめられていろいろ試したけれど、一向によくならない。あれから何年たつのだろうか。

肌が布団に擦れても痒くなる。垢《あか》になる皮膚が必要以上に摩擦で破壊されて汗腺が壊れてしまって、汗が出なくなってしまった。そのため体温の調整ができず、1年中クーラーがないと生きていけない。

お風呂に入っているときは痒みがましなのに、出るとどうしようもなく痒い。

そのうちに皮膚が浸出性のグジュグジュな状態になる。そこで、乾燥させるのに亜鉛華軟膏を塗る。そうすると、落埃《らくせつ》が起こり、あちらこちらからぽろぽろと皮膚が剥がれ落ちる。そのため、ワセリンを塗り、それを固める。

でも、よくならないので、ワセリンをオリーブオイルに替えると少しずつよくなる。そのうち、汗腺が回復してきて汗が正常に出るようになる。

そうすると、オリーブオイルは必要なくなり、そのうちに寛解《かんかい》してくる。

これが、一般的な治り方だといえます。しかし、これで完璧に治っているわけではありません。根本的には、内側から皮膚の製造を助ける原料である油が最も大きなカギを握っているので、油ものを摂らないようにする、パンを食べない、お菓子を食べない、これを併せるとどんどんよくなっていきます。

生活を改善してよくなった人たちの人生の手記

次に紹介するのは、生活を改善してよくなった人たちの人生の手記の一部です。

Sさん

思春期の時期は、人目も気になってとても辛かったですが、アトピーが治ってから、何もかも楽しく思えて、充実するようになりました。

痒みのせいで集中力を失っていた時期もありますし、自分の見た目が気になっていて、基本的に誰にも会いたくなかった時期があったので辛かったです。人生を諦めないでよかったです。

Kさん

私は、これまで、人と会って目と目を合わせることが恐ろしかったのです。自分の顔を見られることが辛かったのです。ですから、1人だけになっても、友達をつくろうとしませんでした。

今は、多くの男性から声をかけられるようにもなったし、電車の中でじろじろみられることもなくなりました。人前に出ることが恥ずかしいとか、見て欲しくないとか、同情してほしくないとか、複雑な気持ちがありましたが、今は本当に幸せです。

自分も普通の人と同じ人生を歩めるのだと考えると、本当に踊り出したくなるような気持ちです。長いトンネルを通りぬけて、やっと外の明るい世界に出たようです。

Nさん

アトピーが治って、普通の生活をするようになり、病院へ行かなくてもいいのだ、あの面倒な乳液を塗らなくてもいいのだ、忘れていても痒くならないのだ、エアコンがなくても生きていけるのだ―そう思えることが本当に幸せです。

辛く苦しい毎日を重ねてきましたが、今は、みなさんと同じ、自分も楽をさせてもらっています。まるでキャンプ生活からふかふかの布団で寝る生活になったみたいです。人生が変わりました。

Ｔさん

自分は、この病気は治らないものだと諦めていました。でも、こんなに簡単に軽くなるなんて、もっと早く知りたかったです。どうして誰もこれまで教えてくれなかったのか、わかりません。こんなに簡単に治るのなら、多くの人が苦しまなくてもいいのにと思います。本当に、世の中、知る人と知らない人とでは、人生にこんなにも大きな違いがあるのですね。

Ｏさん

これまで、高いお金を取られて偽物ばかりつかませられてきましたから、最初は全く疑っていました。でも、言われるとおりにやってみると、こんなにも簡単に、こんなにも早く結果が出せて驚いています。

どうしても早くいい結果を出したい人は、やはり断食をおすすめします。この威力はすごいですね。私の人生観がいっきに変わりました。これだと、アトピーでなくても、どんな病気でも治ってしまうのではないでしょうか。

こんなことは、誰が最初に気がついたのでしょうか。食べないことが食べることより優れているとは、普通の人は想像できないですよね。

3　ものの見方、とらえ方を皮膚以外の角度から

根本原因を断たなければ根治できない

アトピーになった人は、医者も含めて、目に見える皮膚のことばかりに気を取られています。「このクリームを塗らないと」、「ハウスダストがあるから悪化するのだ」、「カビがあるから」、「咳がひどくなったから」と、アトピーの原因を考えることなく、目先のことばかりを追っかけています。なぜそのような病気になったのか、根本原因を考えて、そこを断つようにしないと、アトピーは根治できません。症状が止まったように見えても、それは一時的で、根本から治っていないことを理解しなければなりません。

「原因となる物質を断つ」、「原因となる物質を身体に入れない」―このような考えが病気を治す最も早い方法です。

病院へ行って、病気の名前を告げられただけで納得しないでください。病気の名前はどうでもい

いのです。なぜなったのかをしつこく訊《き》いてください。医師は答えてくれないかもしれませんが、諦めないでください。諦めずに、また別の医師に尋ねてください。答えが得られなくても、今はインターネットがあるので、自分で調べることができます。多くの人に相談をしてみましょう。違った考えの方、予想もしなかった意外な人から、解決策が来る場合があります。

動物性タンパク質を食事から除くと痛みが激減

例えば、リュウマチ性の膝の痛みがある人の多くは、医者に行けば、痛み止めの薬を処方されるか、手術をすすめられるだけで、一向によくならずに何年も過ごしているようです。

しかし、リュウマチの原因となるタンパク質の摂り過ぎを改善することで、症状が緩和してきます。具体的には、食べる量を減らしたり、肉、卵、チーズなどの乳製品、これら動物性タンパク質を摂らないようにすることです。

また、炎症の原因物質である植物性の油を止めることで、痛みがきれいに消えてしまうのです。

さらには、砂糖も大きな原因となっています。

コーヒーやお茶が冷えをつくり出すので、血管が収縮し、膝に十分な酸素や栄養が行き届かなくなります。そうすると壊疽《えそ》を起こしかける状態になるので、それが痛みの原因になっている可能性もあります。

動物性タンパク質をいっきに食事から取り除くと、痛みが激減します。自分の生活を振り返り、毎日せっせと摂っている何が悪いのか考えみてください。

多くの場合、表面的な改善をしようとしてしまいがちですが、その元になっている原因を追究し、てそれを取り除くことにもっと目を向けるべきです。

薬は二の次です。医者は、アルコールも含めて食べ物は好きなように食べさせておいて、病気の治療を薬や手術だけに頼りがちです。そのため、難病といわれるものは、一向によくならないのです。その病気になるには、何らかの原因があるのです。もっと本質を見極めましょう。

4 対処療法ではなく根本治療の自然療法で

西洋医学は対処療法

西洋医学は、対処療法だといわれています。ここが痛いので……、ここが痒いので……と訴える患者さんに対して、薬や手術で一時的にその場を繕《つくろ》おうとします。患者さんが訴える不快な部分を解消するのは大切なことですが、それだけで本当に治っているといえるのでしょうか。

病気になった原因が、肉であったり、油であったり、お酒であったり、夜更かしのような他の生活習慣であったりしても、そのことはあまり問題にしません。薬だけ出し続けて、飲んでいれば治るような言い方をしています。

高血圧やアルツハイマーの薬、中性脂肪、コレステロールを取り除く薬を飲み続けることで、症状がよくなると思いますか。

高血圧になった原因をはっきりと告げ、根本的にその原因を取り除くように指導しなくてはならないのに、そうできていないのが現状です。

高血圧の場合、出された薬が利尿剤だったために、血液が濃くなりすぎて、長年それを飲み続けると、最終的には脳梗塞で倒れる場合が非常に多いのです。

アトピーの場合も、どの病院へ行っても根本原因を教えてくれません。ただ、アレルギー――の原因を特定して、それだけを避けるようにとは言います。例えば、ダニ・アレルギーと名前だけをもっともらしくつけて、それで終わりですね。

もっとホコリだらけの所に寝ていても、ダニ・アレルギーなど起こしていない人がほとんどです。その人がなぜアトピーになったのか説明することが大切で、もっと根本から原因を告げて、患者が自分で治すように指導すべきです。

そのような指導をせずに、ステロイドの薬を出し続けるのが、現代の西洋医学の治療法なのです。

東洋医学的発想が大切

東洋医学には、病気を根本から治そうとする発想とそのすべがあります。しかし、ここまで読んできた人は理解できていると思いますが、アトピーの原因は、離乳食から始まり、抗生物質の薬で腸内細菌を駆逐するなど、昔の東洋医学の本には出ていないものばかりです。これが、アトピーをなかなか治り辛くしていますし、漢方の薬でもなかなか対処ができていないところでもあります。

だからこそ、大腸の善玉菌を何とか増やす根本治療が必要となってくるのです。

ＮＳ乳酸菌のようなプロバイオテックスの菌を入れる、断食をしていったんお腹の菌をリセットし直すなど、かなり過激に行わないと生まれ変われないように思われます。

そして、治った後も、江戸時代のような質素な食べ物の生活を続けるべきです。

こうしてはじめて、完璧な治療ができるといえます。

多くの人が、不幸な状態から解放されるには、ここまで覚悟が必要になります。また、それを実行する必要があります。西洋医学的な対症療法だけではダメなのです。もっと多くの人に、根本から健康になっていただきたいと思っています。

5　ハーブ、薬草は神がつくったもの

人は地上に住めば病気になる

われわれ人間は、この地上に住むとき、必ず病気になります。空気にも、水にも、あらゆる食べ物にも細菌やウイルスがいて、その恐怖に常にびくびくしながら生活しています。自分自身の免疫

が高まっているときは何事も起こりませんが、老人のように弱っている人は、それらを口にすると病気になります。

自分の免疫細胞が少なくなってくると、簡単な病気でも死につながります。この典型がエイズという免疫不全症です。この病気の末期は、指の切り傷1つでも、そこから化膿して、それだけで死につながります。

この地上は、病気に関しては試練のかたまりです。菌やウイルスがこれだけ蔓延しては、自分の免疫機能だけで生きていくことはできません。

これらの病気にかかったときに、何もできなければ、人類は滅んでいたことでしょう。ところが、神様は、それを克服できるように、最初からその場所、その場所で採れる薬草を置き、そこに住む人々が本当に病気になったときに何とか治るようにしてくださいました。

神が用意してくれたもの

聖典には、次のような件《くだり》があります。

「ある季節になると、この地によく熱病が起こったので、それにかかって死んだ人々もいた。しかし、熱病で死んだ人は、それほど多くはなかった。多くの草根木皮の効能が著しかったからである。これらの草根木皮は、特有な気候の下で人がかかりやすい病気を、原因から取り除くために、神が用意してくださったものであった」。

また、身体の表面だけでなく、身体のいたるところに細菌がいて、人間はそれと共生しています。これらの菌がわれわれを守ってくれていたり、われわれに益となるビタミンやアミノ酸などをつくって与えてくれたりしています。

特に、大腸には、われわれのエネルギーをつくり出す菌がいて、エネルギーの20～40％を彼らに依存してはいます。それと同時に、種類の違う別の菌が毒を出していて、われわれを病気に導いています。

われわれが何を食べるかで、これらの菌のどちら側を増やすかが決まってきます。つまり、食べることによって、われわれを病気に導く菌か健康に導く菌のいずれかに餌をやることになるのです。神様が用意してくださった土からとれたものを積極的に摂れば、これらの菌がわれわれの味方になってくれますが、肉や卵などの抗生物質や成長ホルモンを使った人間がつくり出した人工の食べ物を多く摂ると、われわれの身体にいる菌が敵となり、われわれを滅ぼすほどの災いを病気として与えてきます。

神様は、それをご存じだったから、世の初めから様々なハーブや薬草をそれぞれの地域に置き、それを処方できる人に知恵を与えて、今の世でも治せるようにしてくださったのです。

漢方の薬草と知恵を使い、西洋医学では治しきれないアトピーをみなさん自身で治していきましょう。

みなさんに幸せが必ず訪れます。これに頼り生きようとするときに、痒みのない幸せな時間を過ごせることを約束します。

本書を読まれた方が、書いてあることを実行することでアトピーという病気が治りますように。

いくつものビジネス書をひも解くと、世の中の人は、よいことを耳にしても、実行に移す人はわずか11％しかいないといわれています。つまり、89％の人が、いくらいいことを聞いても、そのまま右の耳から入れて左の耳へ抜けていくのが実情だそうです。

この数値は、何千万円もかけた実験から出たデーターなので、真実だといえます。

これまであらゆる病院で、多くの健康食品で、人から聞いた数々のうわさで、騙され、踊らされてきたので、すべてのことに対して懐疑的になり、どうせやっても治ることなどないのだからと思っている人が89％の人々だと思います。

これは当然だと思います。しかし、せっかくここまで読まれたのだから、本書で述べた解決法の1つだけでもいいから、本当に騙されたと思って実行してみませんか。

例えば、身体に入浴前と後にオリーブオイルを塗る、ヨクイニンのお粥を食べる、ヨクイニンの化粧水を塗る、十薬のお風呂に入る。どれか1つだけでもやってみる価値はありますよ。必ずよい結果が出ます。みなさんからのよくなったという喜びの知らせをお待ちしております。

あとがき

アトピーで外出できず、恋も諦め、結婚できないでいる多くの女性へ。

多くの女性が、アトピーが原因で結婚を諦めているというのを聞きます。本書が、このような不遇な環境に置かれた人の人生に光を与え、救いの手を差し伸べることができると確信しています。

人前に出ることが、恥ずかしくなくなります。人に見られても、自信を持って笑顔で応えられるようになります。好奇心の目が気にならなくなります。変な同情をされなくなります。服を使って身体を隠す必要がなくなります。熱いのに長袖を着なくてもよくなります。

恋をして、幸福な結婚をしてください。もちろん、アトピーは遺伝ではないので、子供にはうつりません。

アトピーのために、うつ病になるくらいに気持ちが沈んでいても、本書で読んだことを実行してもらえれば、別世界のような次のステージに上がれますよ。

じっくりと繰り返し、何度も読んで実行するだけで、今までのあなたの痒みは嘘のように消えます。

いつまでも、今までのままで止まっていないで、幸福への一歩を踏み出しましょう。

「アトピーは治らない」というのは嘘です。アトピーは、あなたの実行力で吹き飛ばせます。あなたは、変われるのです。

アトピーで悩んでいる人たちが、これからはもうアトピーに悩むことなく、幸せな生活を送れるようにアドバイスできたと確信しています。

ただし、本書を読んだだけでは、皮膚は綺麗になりません。みなさんが実行に移していただくことを願っています。

みなさんの大いなる決断と実行力を期待しています。また、実行してよくなったら、多くの人に広めてください。世の中には、まだ解決方法が見つからなくて、この苦しみで悩んでいる人たちが多くいらっしゃいます。そのような人たちを少しでも減らすことが、著者の使命だと思っています。

最後に、このイラストを依頼した長谷川さん、専門的過ぎる難しい免疫や皮膚のイラストなどを、無理難題の注文をつけたにもかかわらず、快く引き受けて下さったことに感謝します。

あなたの成功を期待しています。世の多くの方々に幸せになっていただきたいと願っています。

２０１５年６月吉日

康願　健一

【Reference】

腸内フローラの生態と役割　光岡知足　学会出版センター
腸内フローラの代謝　光岡知足　学会出版センター
腸内フローラと腸内増殖　光岡知足　学会出版センター
腸内フローラと感染症　光岡知足　学会出版センター
腸内フローラと生体ホメオスタシス　光岡知足　学会出版センター
免疫と腸内細菌　上野川 修一
腸内フローラとエコロジー　神谷 茂
常在細菌叢が操る人の健康と疾患　大野 博司、服部 正平
Spock on Spock by Benjamin Spock Oct.21 1989
Dr. Spock by Thomas Maier April 29, 2003
Limeys: The Conquest of Scurvy by David I. Harvie Oct 25, 2005
愛は化学物質だった!? スーザン・クチンスカス（著）、白澤 卓二（順天堂大学大学院教授）（監修、為清 勝彦（翻訳）
ポストハーベスト農薬汚染　小若順一　精文堂印刷
牛乳には危険がいっぱい　フランク・オスキー
病気がイヤなら「油」を変えなさい　山田豊文

History of Milk by Maria Rollinger
壊血病とビタミンCの歴史　J.K. カーペンター、北村　二朗
「NS乳酸菌」が病気を防ぐ　金　鋒
アレルギーの9割は腸で治る　藤田　紘一郎
コレステロールは高いほうが心臓病、脳卒中、がんになりにくい　奥山　治美
医者も知らない亜麻仁油パワー―ガン・心臓病も治す、植物オイル　2003/3 Rudin,Donald、Felix,Clara
The missing wellness factors –EPA and DHA　by Jorn Dyerberg
からだと化学物質　by John Emsley and Peter Fell　渡辺　正　訳
『Catching Cold』 by Pete Davies
皮膚の老化と活性酸素・フリーラジカル　宮地　良樹
よくわかる細菌と感染のはなし　滝　龍雄
皮膚免疫学　戸倉　新樹

著者略歴

康頴 健一（やすがん　けんいち）

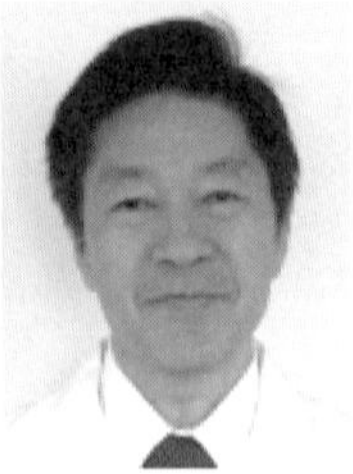

富山県出身。

パシフィック大学院東洋医学学校 医学科（The pacific college of oriental medicine（San Diego 校））にて学ぶ。

現在、未病研究所　主任研究員。

親が知らないから、子供がアトピーになる

2015 年 7 月 17 日　初版発行　　2016 年 11 月 11 日　第 5 刷発行

著　者　康頴　健一　

発行人　森　　忠順

発行所　株式会社 セルバ出版

〒 113-0034

東京都文京区湯島 1 丁目 12 番 6 号 高関ビル 5 B

☎ 03（5812）1178　FAX 03（5812）1188

http://www.seluba.co.jp/

発　売　株式会社 創英社／三省堂書店

〒 101-0051

東京都千代田区神田神保町 1 丁目 1 番地

☎ 03（3291）2295　FAX 03（3292）7687

印刷・製本　モリモト印刷株式会社

Printed in JAPAN

ISBN978-4-86367-215-4